Anatomia Veterinaria
DA COLORARE

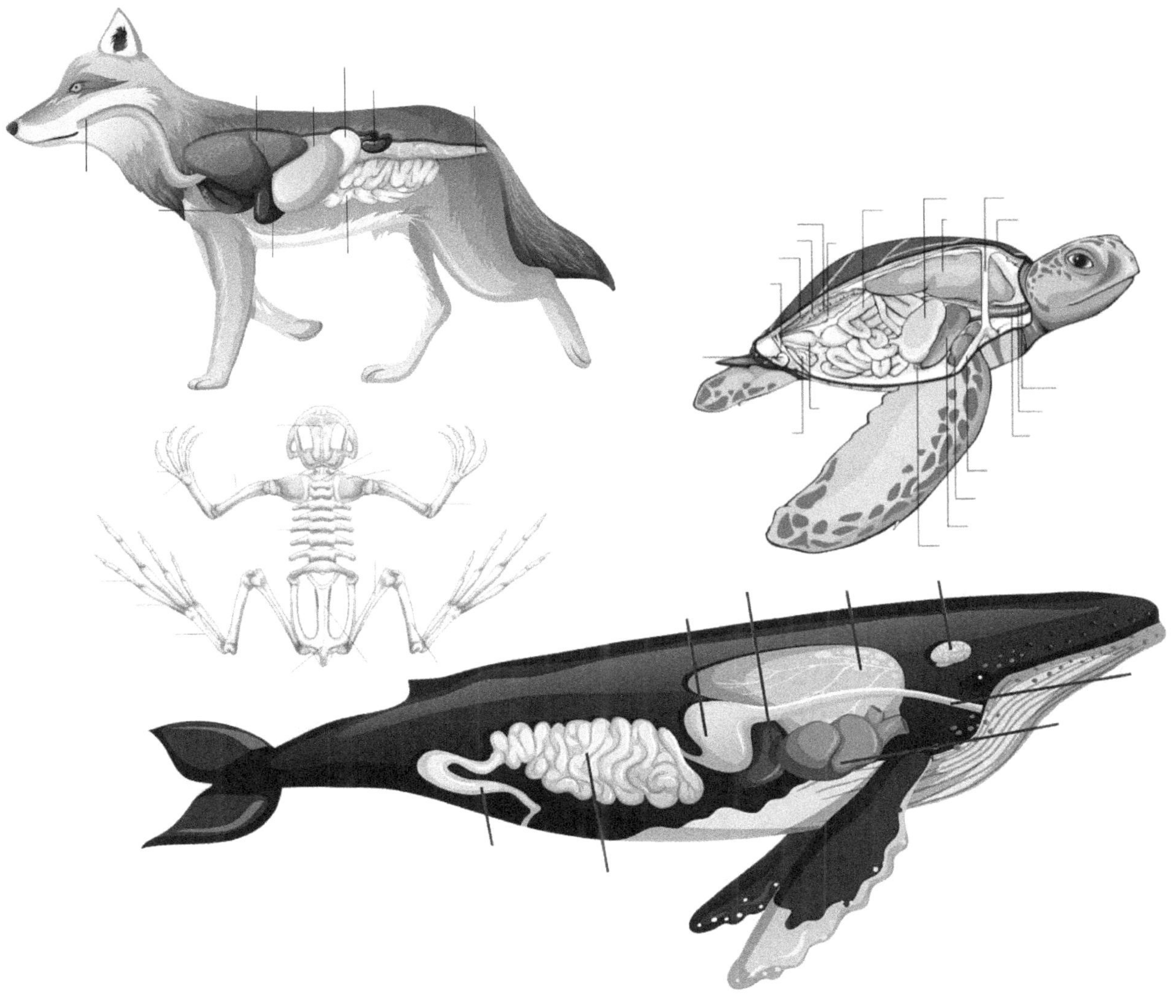

Fisiologia Animale

Summer Q. S. Parks

© **Copyright 2020 - Tutti i diritti riservati.**

Il contenuto di questo libro non può essere riprodotto, duplicato o trasmesso senza il permesso scritto diretto dell'autore.

In nessun caso l'editore potrà essere ritenuto responsabile o in colpa per qualsiasi riparazione, danno o perdita monetaria dovuta alle informazioni qui contenute, direttamente o indirettamente.

Avviso legale:
Non puoi modificare, distribuire, vendere, usare, citare o parafrasare qualsiasi parte del contenuto di questo libro senza il consenso dell'autore.

Avviso di esclusione di responsabilità:
Si prega di notare che le informazioni in questo documento sono solo a scopo educativo e di intrattenimento. Non ci sono garanzie di alcun tipo, esplicite o implicite. I lettori riconoscono che l'autore non è coinvolto nella fornitura di consulenza legale, finanziaria, medica o professionale.

INTRODUZIONE

Questo libro serve come introduzione all'anatomia e alla fisiologia veterinaria e il mio obiettivo è aiutarti a familiarizzare con i termini anatomici corretti ed essere in grado di individuarli e riconoscerli, il tutto divertendoti e rilassando la colorazione.

È ideale per chi inizia con questa conoscenza dell'anatomia animale e per gli amanti degli animali di tutte le età.

Spero che ti piaccia molto!

SOMMARIO

Piccoli animali: Morfologia, scheletro e anatomia interna

Cellula animale — 12

Cane — 16

Capra — 20

Coniglio — 24

Gallina — 26

Gatto — 30

Lupo — 34

Maiale — 40

Oca — 42

Pecora — 44

Pesce — 46

Rana — 48

Tartaruga — 54

SOMMARIO

Tartaruga marina — 56

Uccello — 60

Grandi animali: Morfologia, scheletro e anatomia interna

Balena — 70

Cavallo — 76

Coccodrillo — 82

Elefante — 84

Giraffa — 88

Lamantino — 92

Mucca — 94

Squalo — 100

Conclusione — 105

PICCOLI ANIMALI

- Morfologia
- Scheletro
- Anatomia interna

Anatomia delle Cellule Animali

Colora il nome e la parte indicata:

1. Ribosomi
2. Microtubuli
3. Nucleo
4. Mitocondrio
5. Vacùolo
6. Citoplasma
7. Apparato di Golgi
8. Vescicole
9. Reticolo endoplasmatico
10. Membrana plasmatica
11. Centrioli
12. Lisosomi

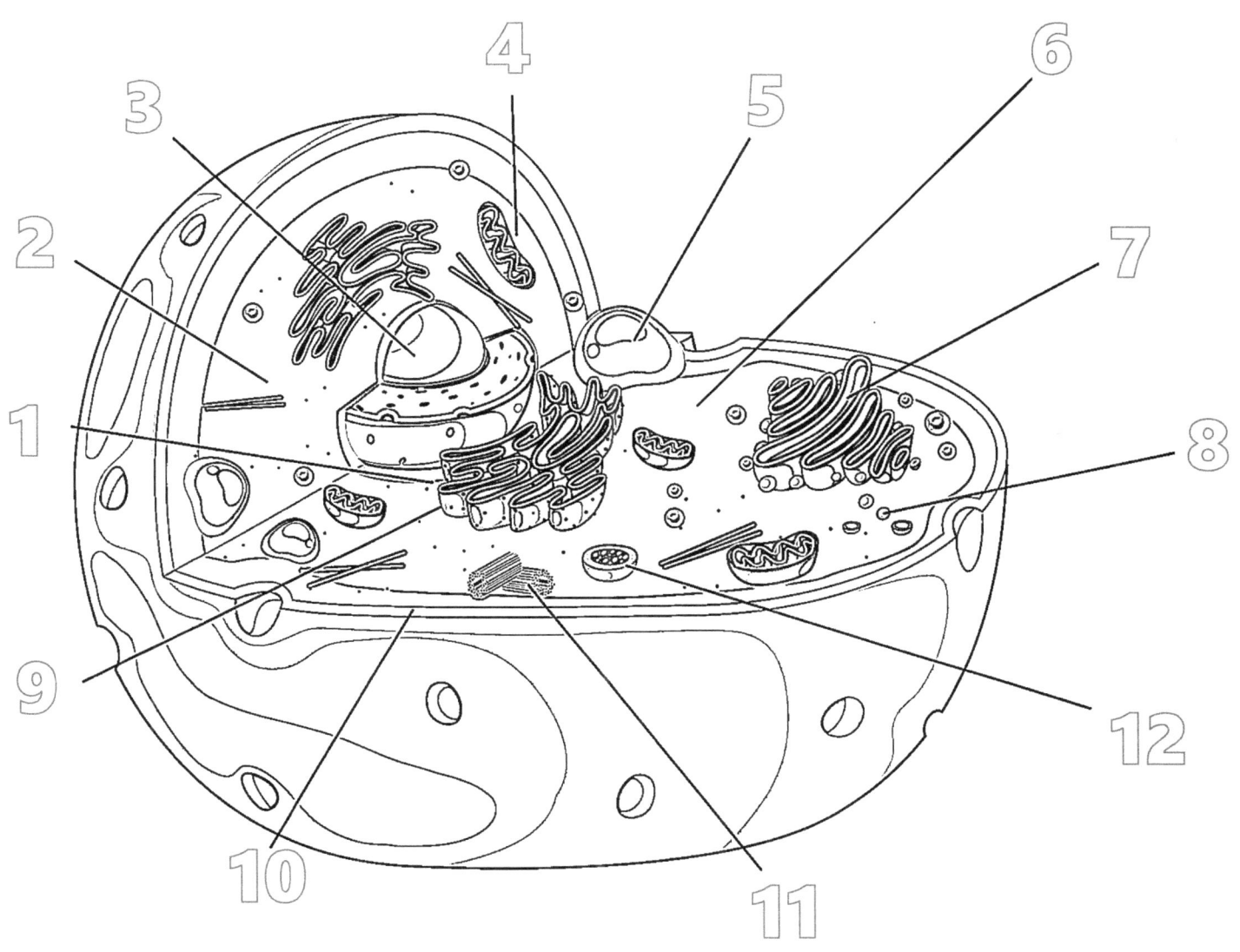

Anatomia del nucleo cellulare

Colora il nome e la parte indicata:

1. Membrana nucleare
2. Nucleolo
3. Poro nucleare
4. Nucleoplasma

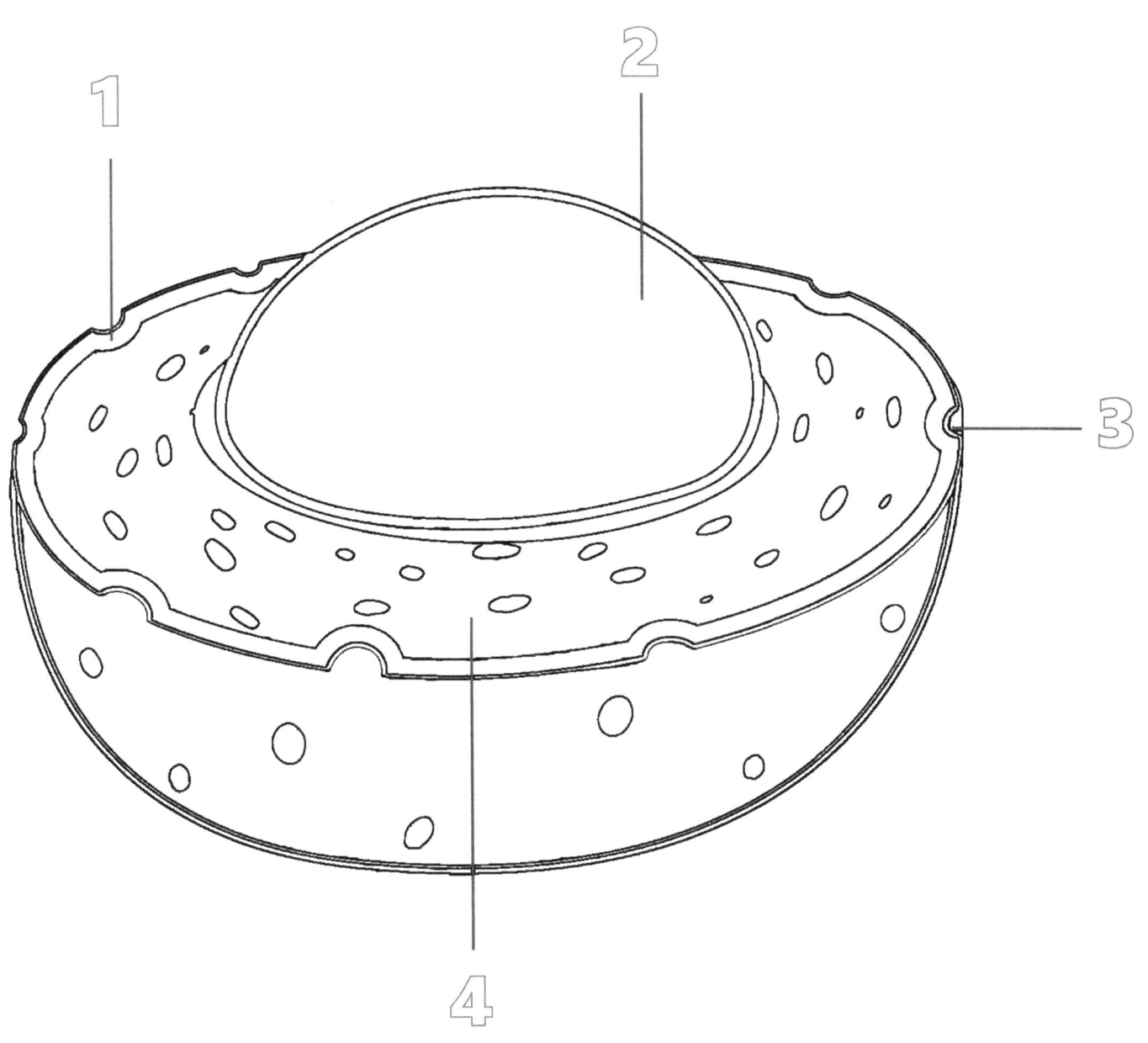

Scheletro di cane

Colora il nome e la parte indicata:

1. Cranio
2. Orbita
3. Mandibola
4. Vertebre cervicali
5. Vertebre toraciche
6. Vertebre lombari
7. Vertebre sacrali
8. Vertebre caudali
9. Scapola
10. Omero
11. Radio
12. Ulna
13. Carpo
14. Metacarpo
15. Costole
16. Femore
17. Tarso
18. Metatarso
19. Fibula
20. Tibia

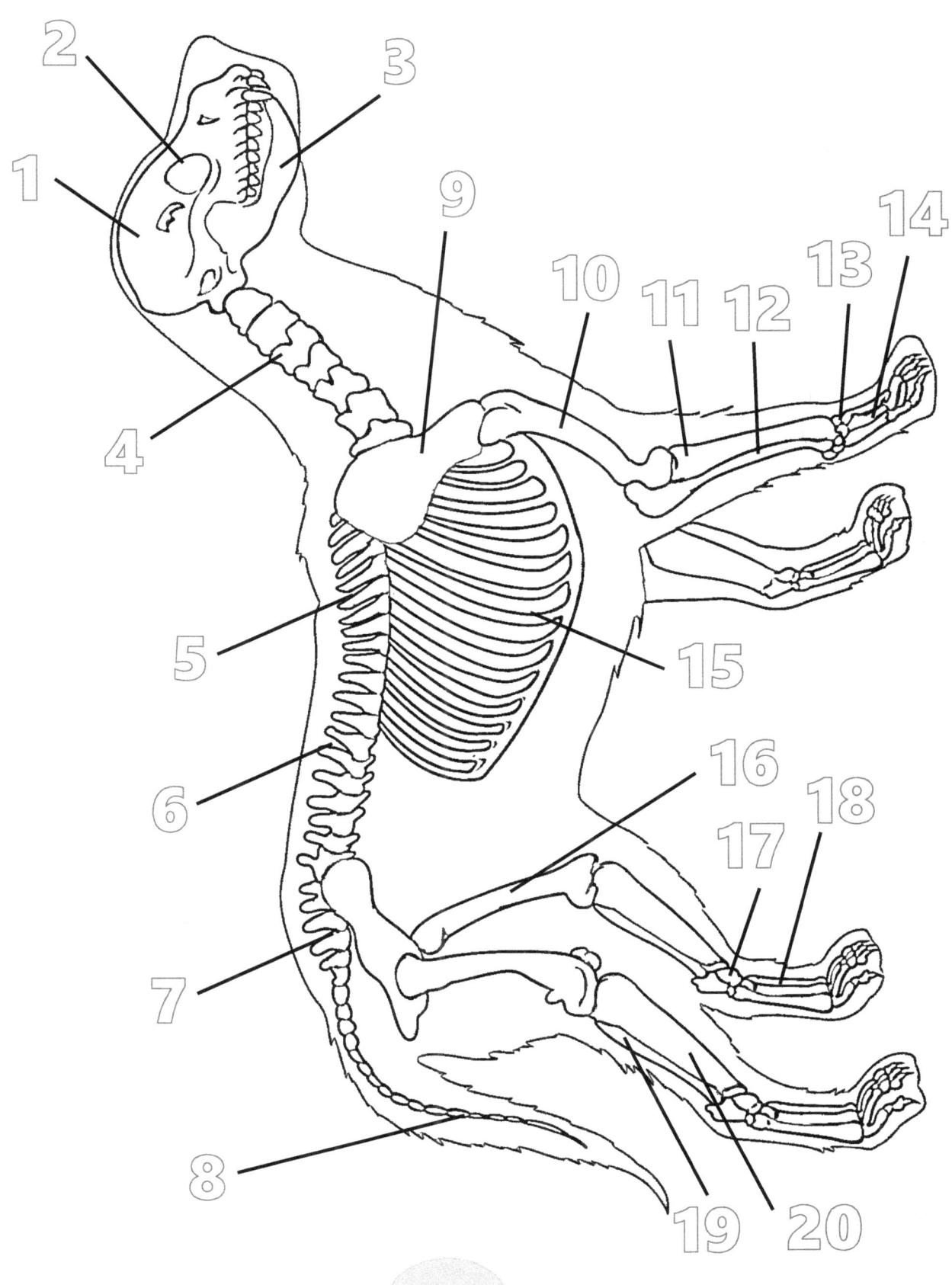

Anatomia interna del cane

Colora il nome e la parte indicata:

1. Trachea
2. Esofago
3. Polmone
4. Cuore
5. Stomaco
6. Milza
7. Retto
8. Fegato
9. Intestino

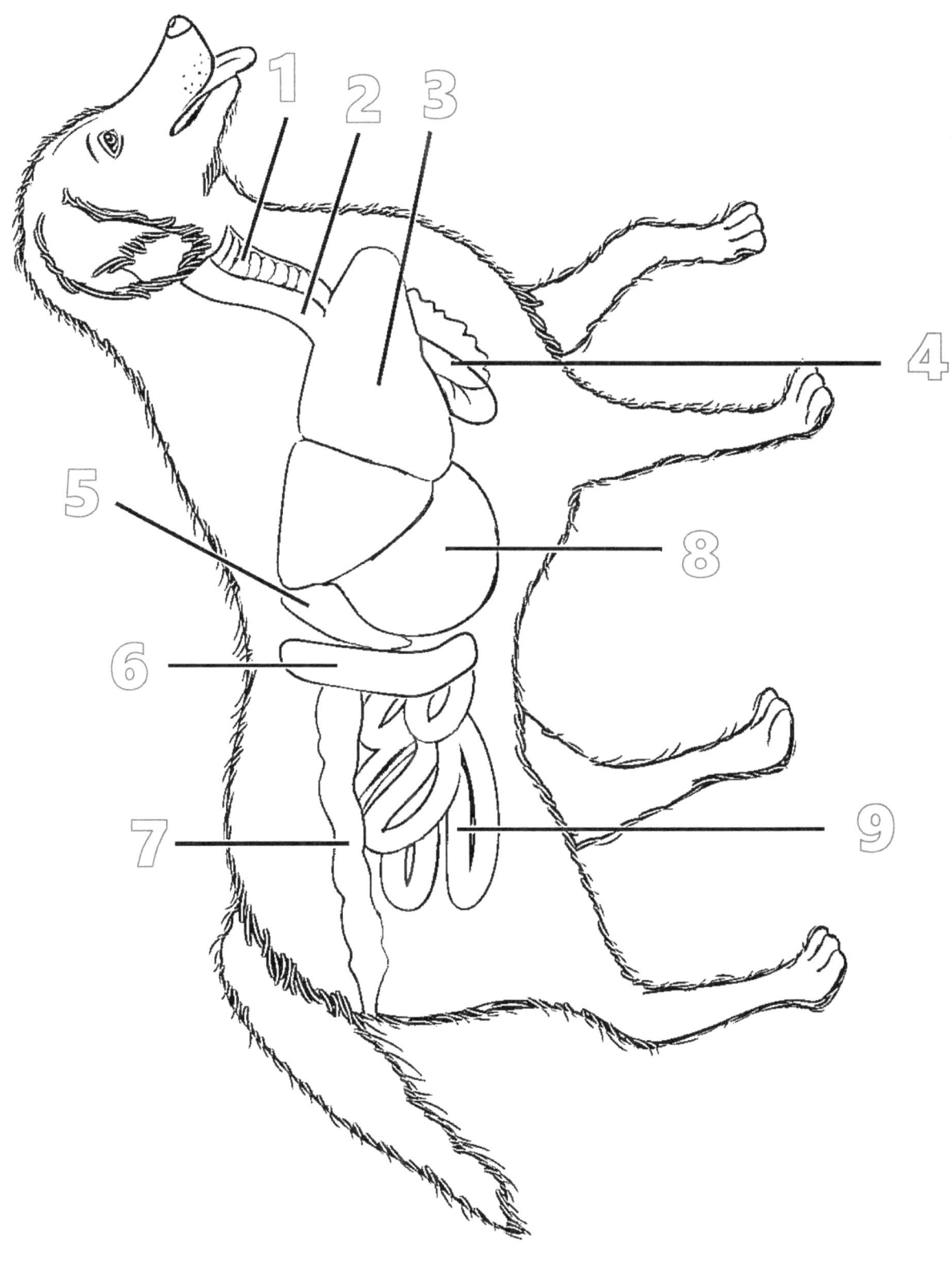

Morfologia della capra

Colora il nome e la parte indicata:

1. Corno
2. Orecchio
3. Barba
4. Gola
5. Petto
6. Avambraccio
7. Zoccolo
8. Lombo
9. Fianco
10. Groppa
11. Coda
12. Garretto
13. Pastoia

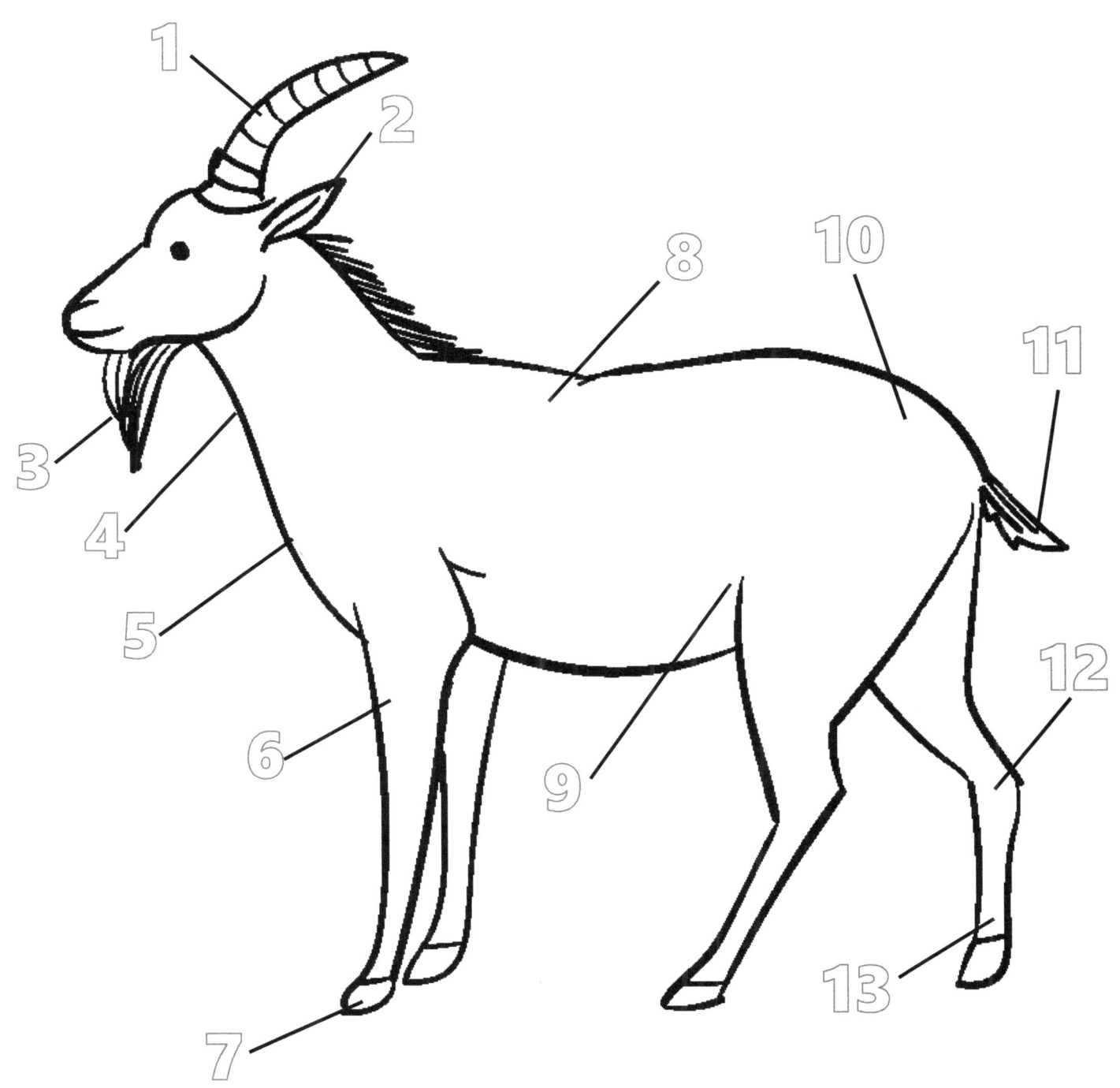

Scheletro di capra

Colora il nome e la parte indicata:

1. Atlante
2. Ossa del cranio
3. Ossa facciali
4. Mascella
5. Scapola
6. Omero
7. Ulna
8. Radio
9. Carpo
10. Metacarpo
11. Falange prossimale
12. Falange media
13. Falange distale
14. Vertebre cervicali
15. Vertebre toraciche
16. Vertebre lombari
17. Cartilagine xifoidea
18. Costole
19. Sacro
20. Bacino
21. Vertebre caudale
22. Femore
23. Tibia
24. Calcagno
25. Metatarso

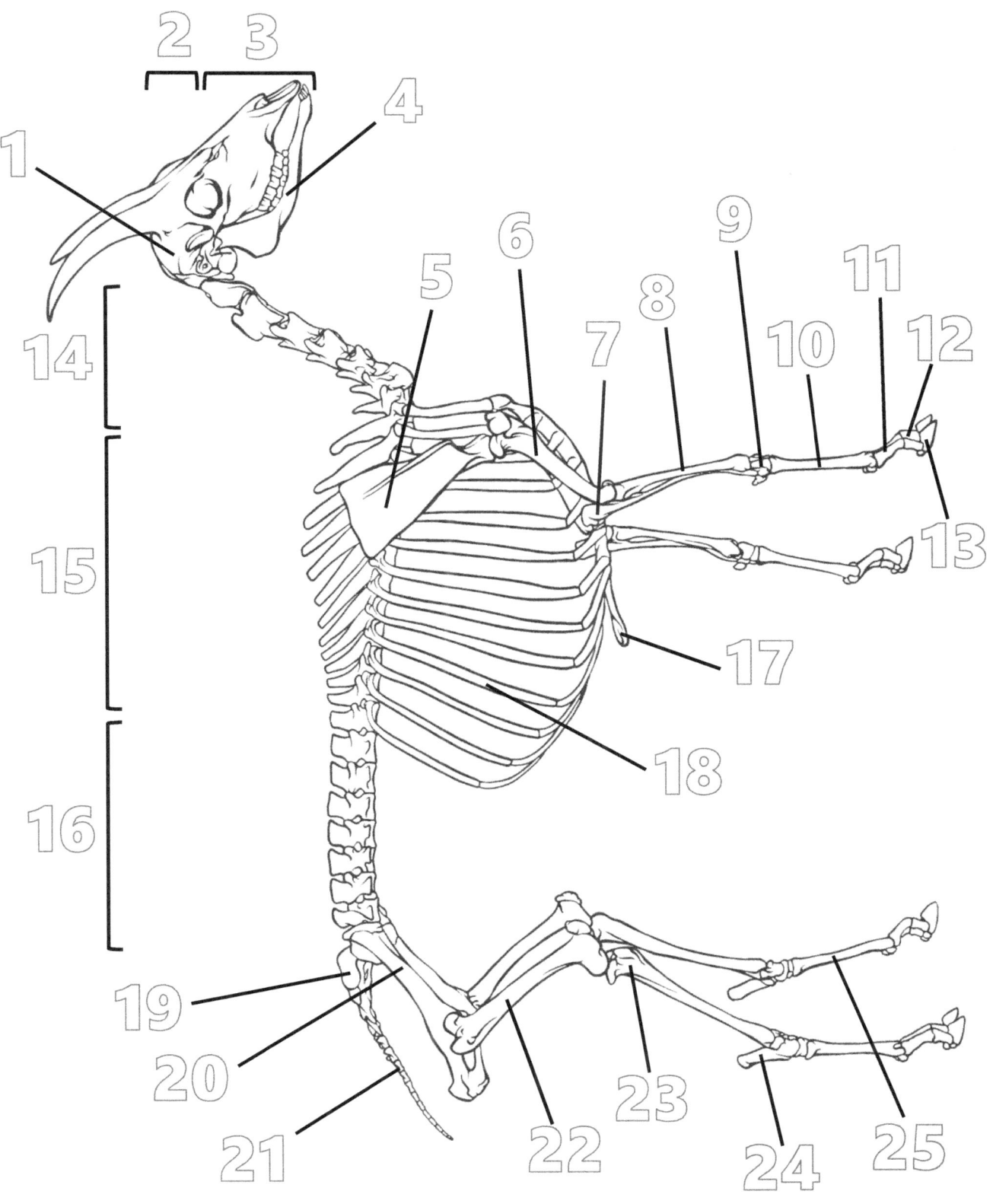

Scheletro di coniglio

Colora il nome e la parte indicata:

1. Mascella superiore
2. Cranio
3. Mandibola
4. Atlante
5. Vertebre cervicali
6. Sterno
7. Scapola
8. Colonna vertebrale
9. Ilio
10. Vertebre caudali
11. Metacarpo
12. Carpo
13. Radio
14. Ulna
15. Falangi
16. Costole
17. Femore
18. Tibia
19. Metatarso
20. Tarso
21. Calcagno

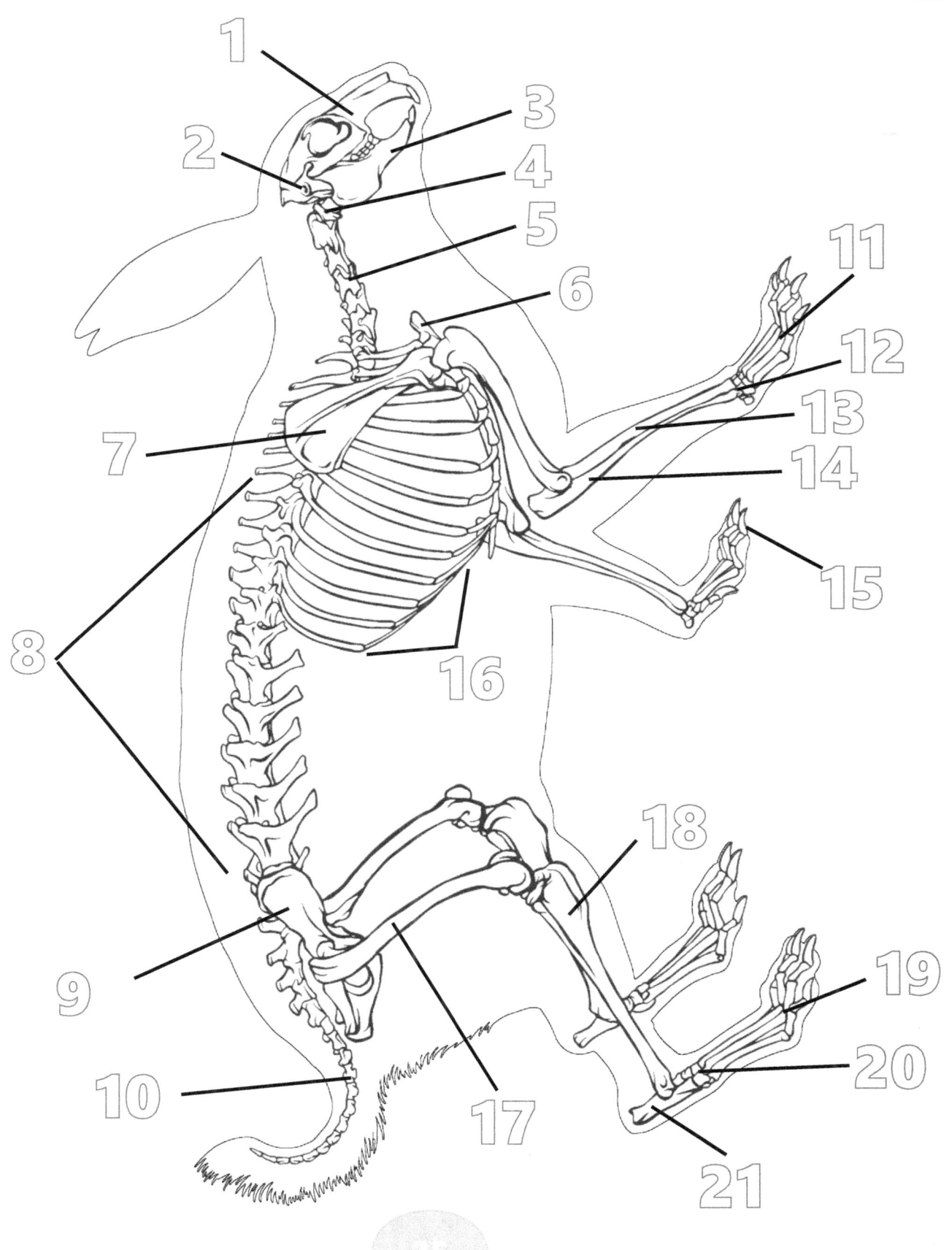

Anatomia interna della gallina

Colora il nome e la parte indicata:

1. Cresta
2. Narici
3. Becco
4. Occhio
5. Cervello
6. Colonna vertebrale
7. Bargiglio
8. Laringe
9. Trachea
10. Esofago
11. Gozzo
12. Cuore
13. Proventricle
14. Cistifellea
15. Milza
16. Fegato
17. Ventriglio
18. Tarso
19. Artiglio
20. Dita dei piedi
21. Sperone
22. Polmone
23. Cieco
24. Ovaio
25. Rene
26. Ovidotto
27. Fogna
28. Intestino crasso
29. Intestino tenue
30. Pancreas

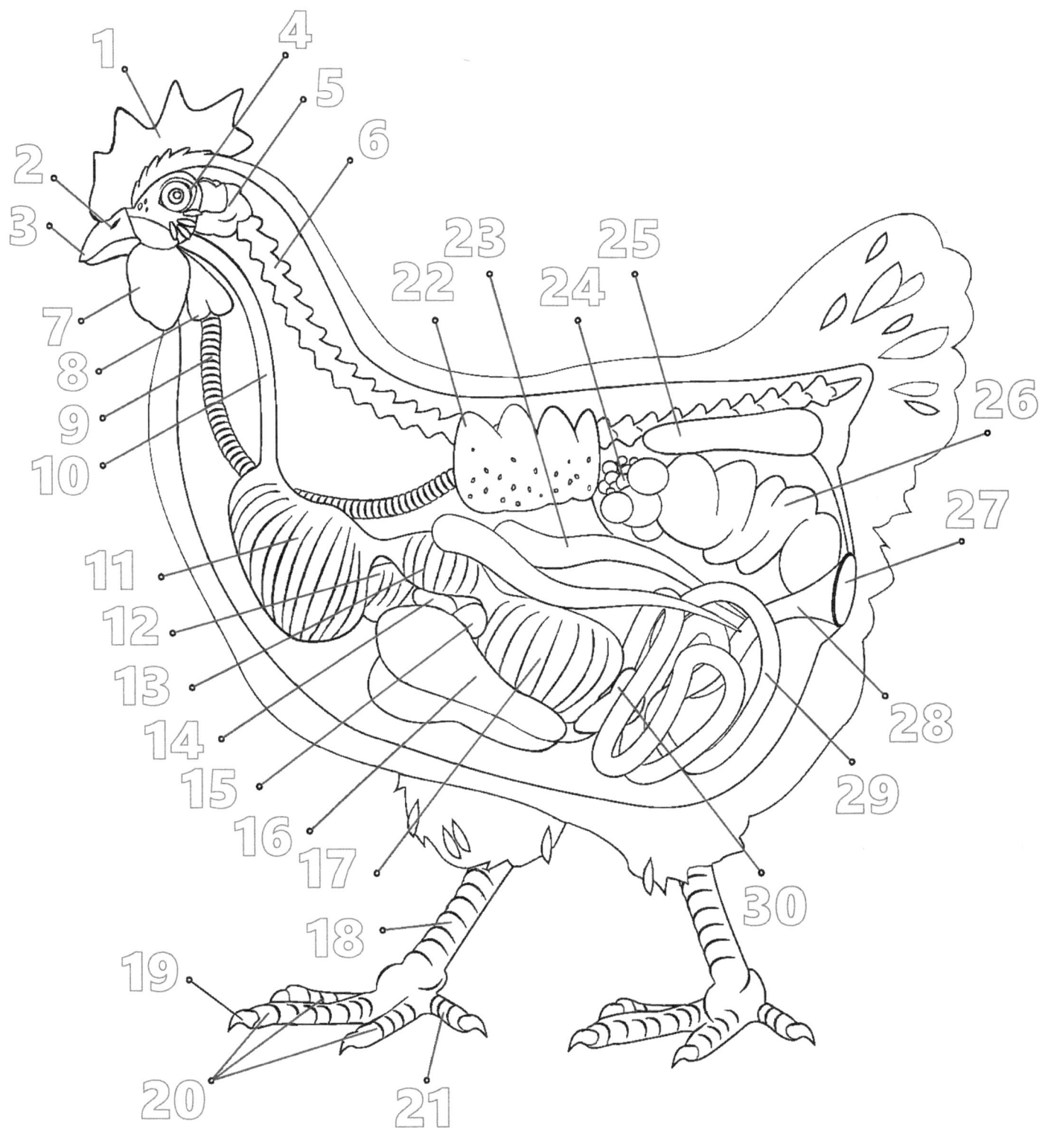

Anatomia dell'uovo di gallina

Colora il nome e la parte indicata:

1. Membrana interna
2. Calaza
3. Albume
4. Membrana vitellina
5. Tuorlo
6. Disco germinativo
7. Cuticola
8. Camera d'aria

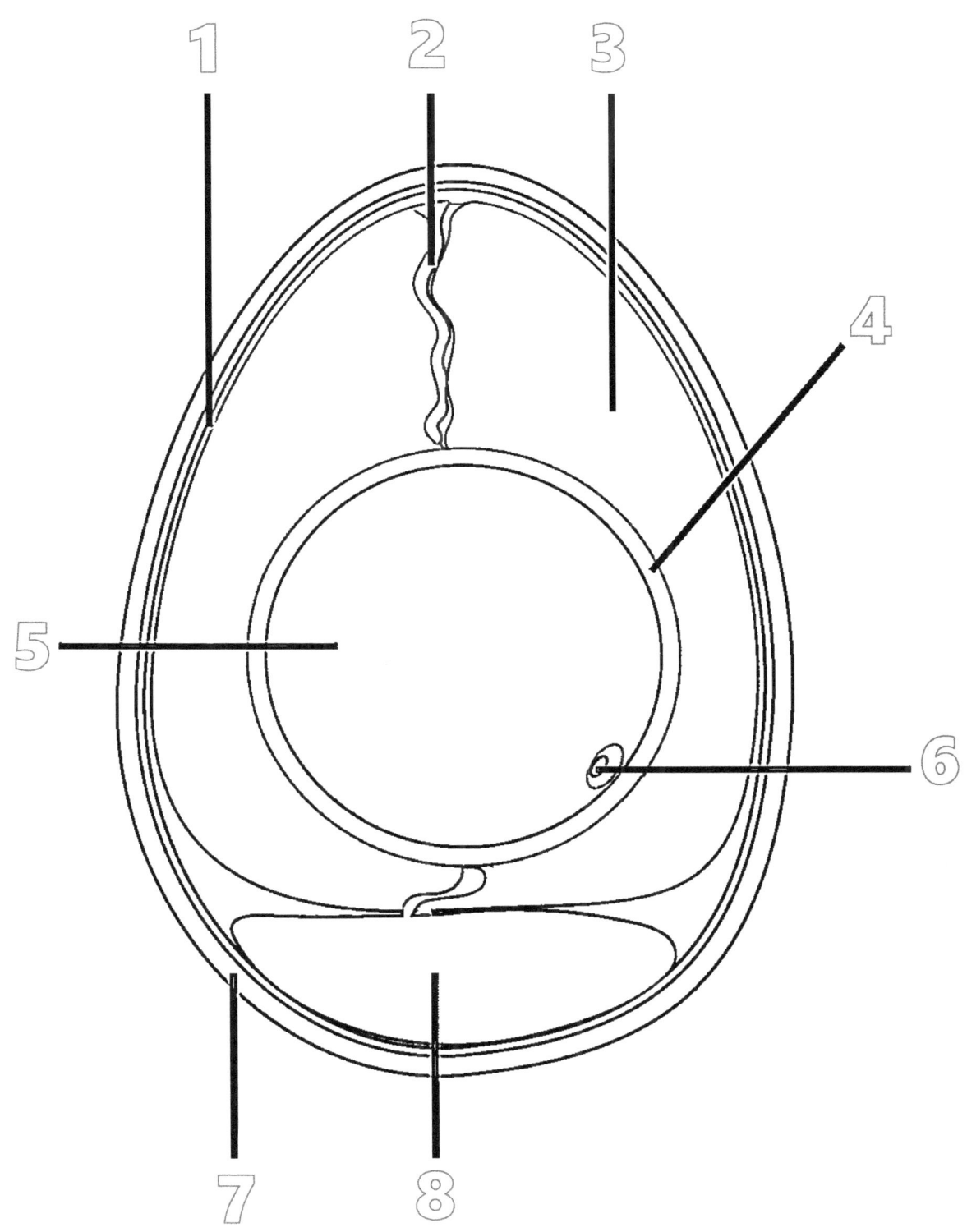

Scheletro di gatto

Colora il nome e la parte indicata:

1. Cranio
2. Vertebre cervicali
3. Omero
4. Radio
5. Ulna
6. Costole
7. Carpo
8. Femore
9. Sacro
10. Falangi
11. Vertebre caudali
12. Metatarso

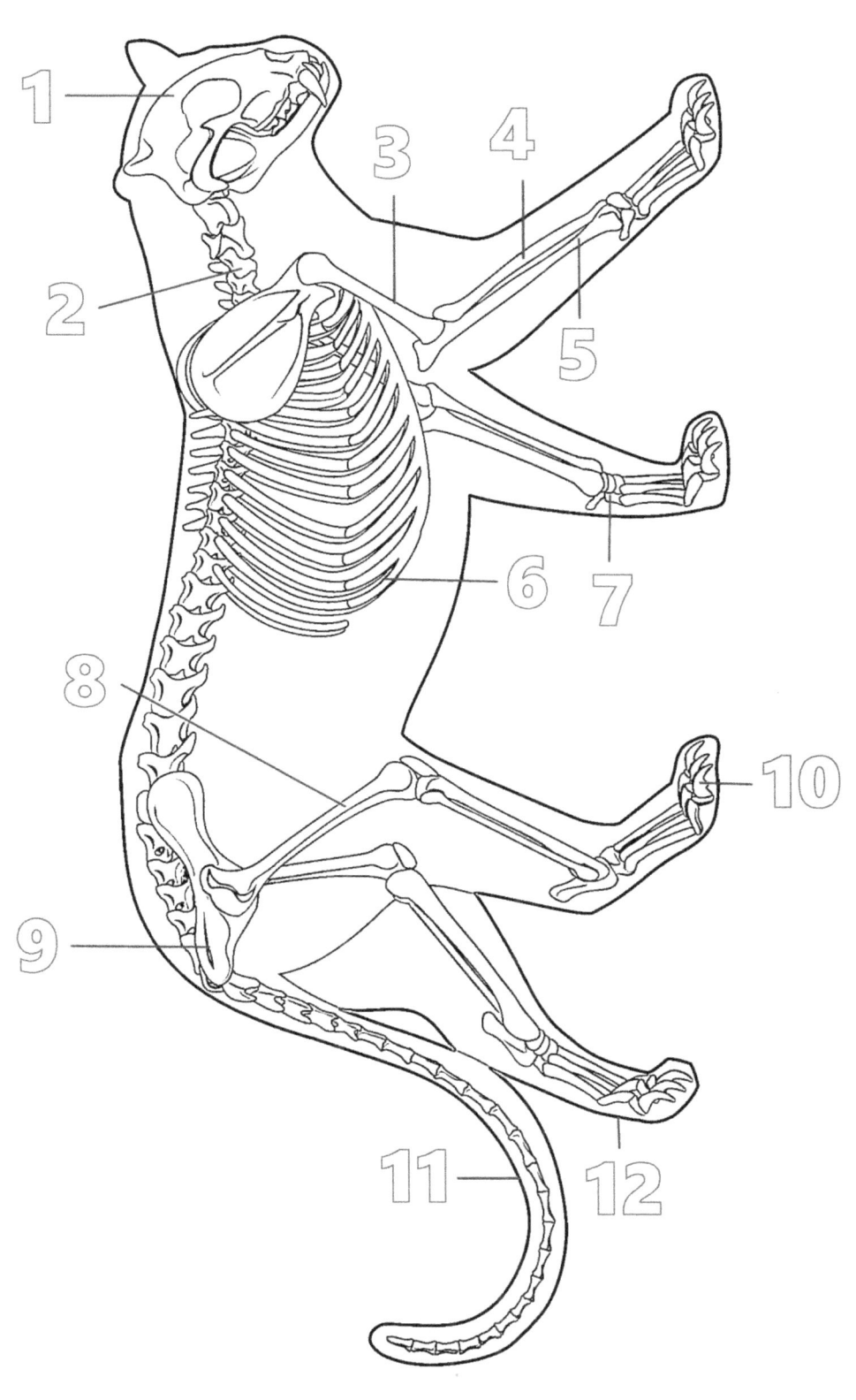

Anatomia interna del gatto

Colora il nome e la parte indicata:

1. Cervello
2. Midollo spinale
3. Esofago
4. Trachea
5. Fegato
6. Stomaco
7. Colon
8. Polmone
9. Cuore
10. Milza
11. Intestino
12. Ano

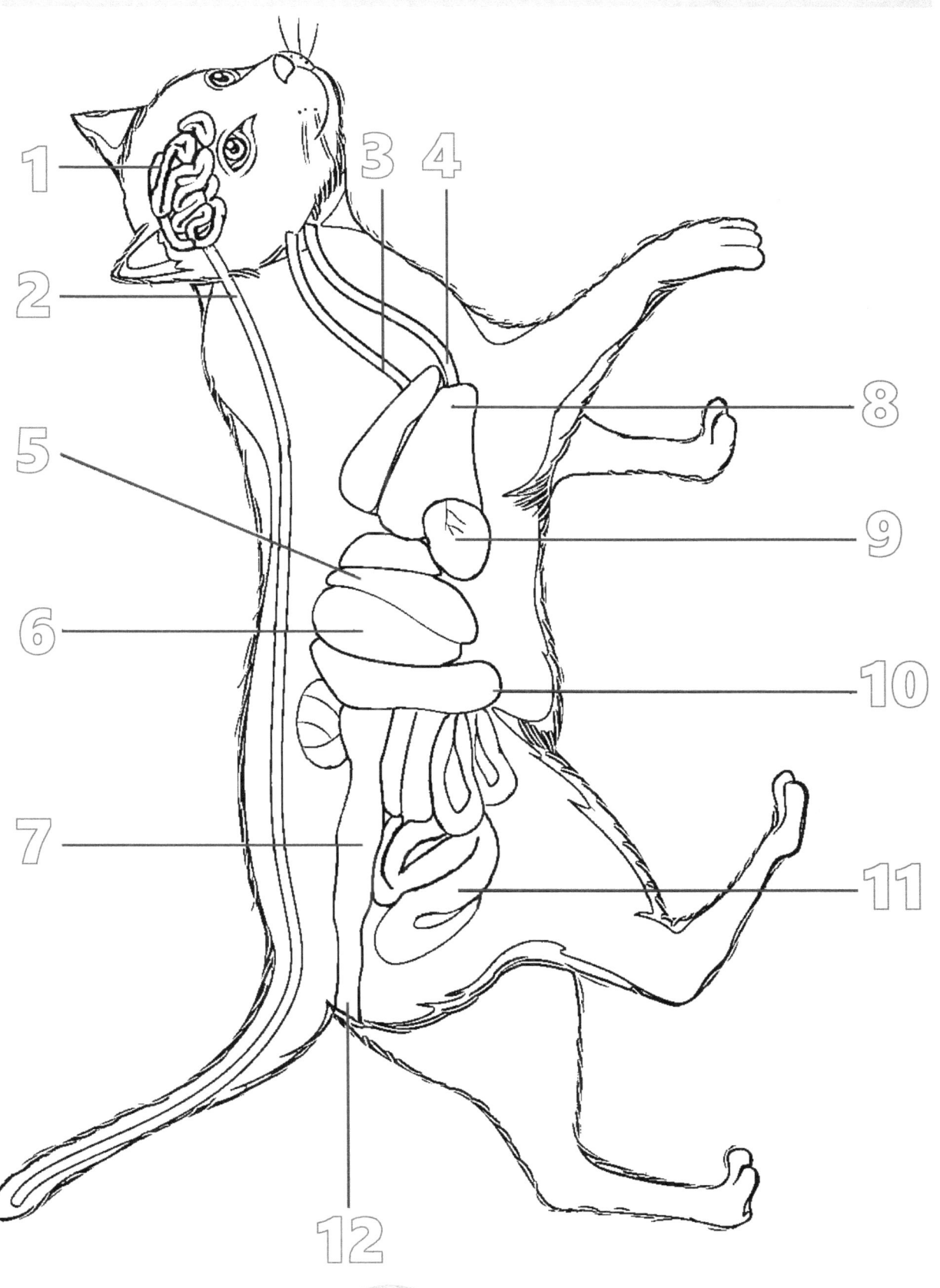

Morfologia del lupo

Colora il nome e la parte indicata:

1. Orecchio
2. Occhio
3. Naso
4. Muso
5. Petto
6. Metacarpo
7. Zampa anteriore
8. Lombo
9. Groppa
10. Gomito
11. Addome
12. Zampa posteriore
13. Garreto
14. Coda

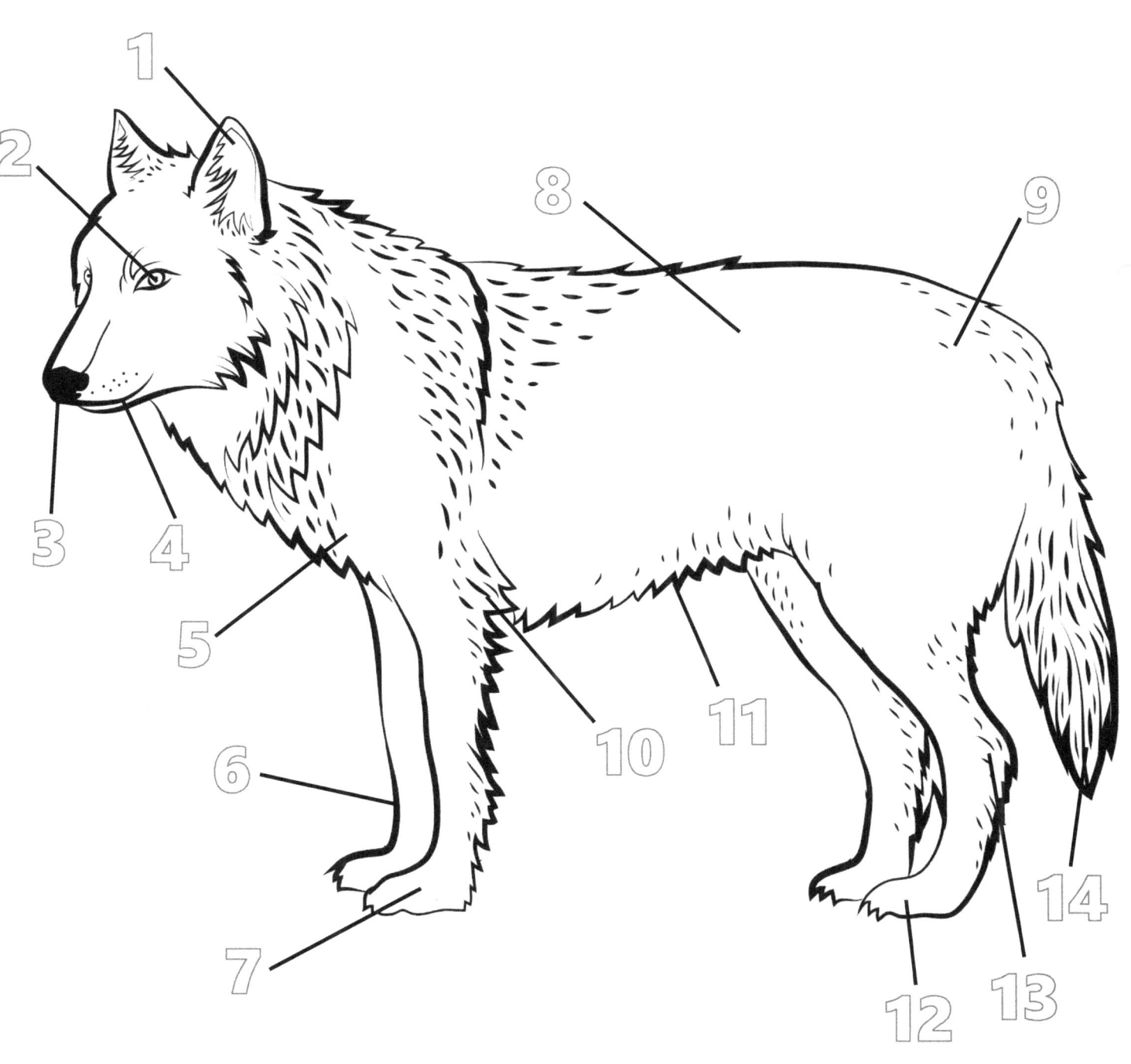

Scheletro di lupo

Colora il nome e la parte indicata:

1. Orbita
2. Cranio
3. Mandibola
4. Atlante
5. Vertebre cervicali
6. Spina scapolare
7. Scapola
8. Omero
9. Radio
10. Ulna
11. Carpo
12. Metacarpo
13. Costole
14. Vertebre toraciche
15. Bacino
16. Grande trocantere
17. Vertebre caudali
18. Rotula
19. Tibia
20. Metatarso
21. Tarso
22. Fibula
23. Calcagno
24. Falangi

Anatomia interna del lupo

Colora il nome e la parte indicata:

1. Esofago
2. Cuore
3. Polmone
4. Stomaco
5. Milza
6. Rene
7. Retto
8. Fegato
9. Intestino

1
2
3
4
5
6
7
8
9

Scheletro di maiale

Colora il nome e la parte indicata:

1. Mascella
2. Cranio
3. Mandibola
4. Scapola
5. Omero
6. Radio
7. Ulna
8. Carpo
9. Metacarpo
10. Falangi
11. Vertebre cervicali
12. Vertebre toraciche
13. Vertebre lombari
14. Sacro
15. Bacino
16. Coda
17. Femore
18. Perone
19. Tibia
20. Tarso
21. Metatarso

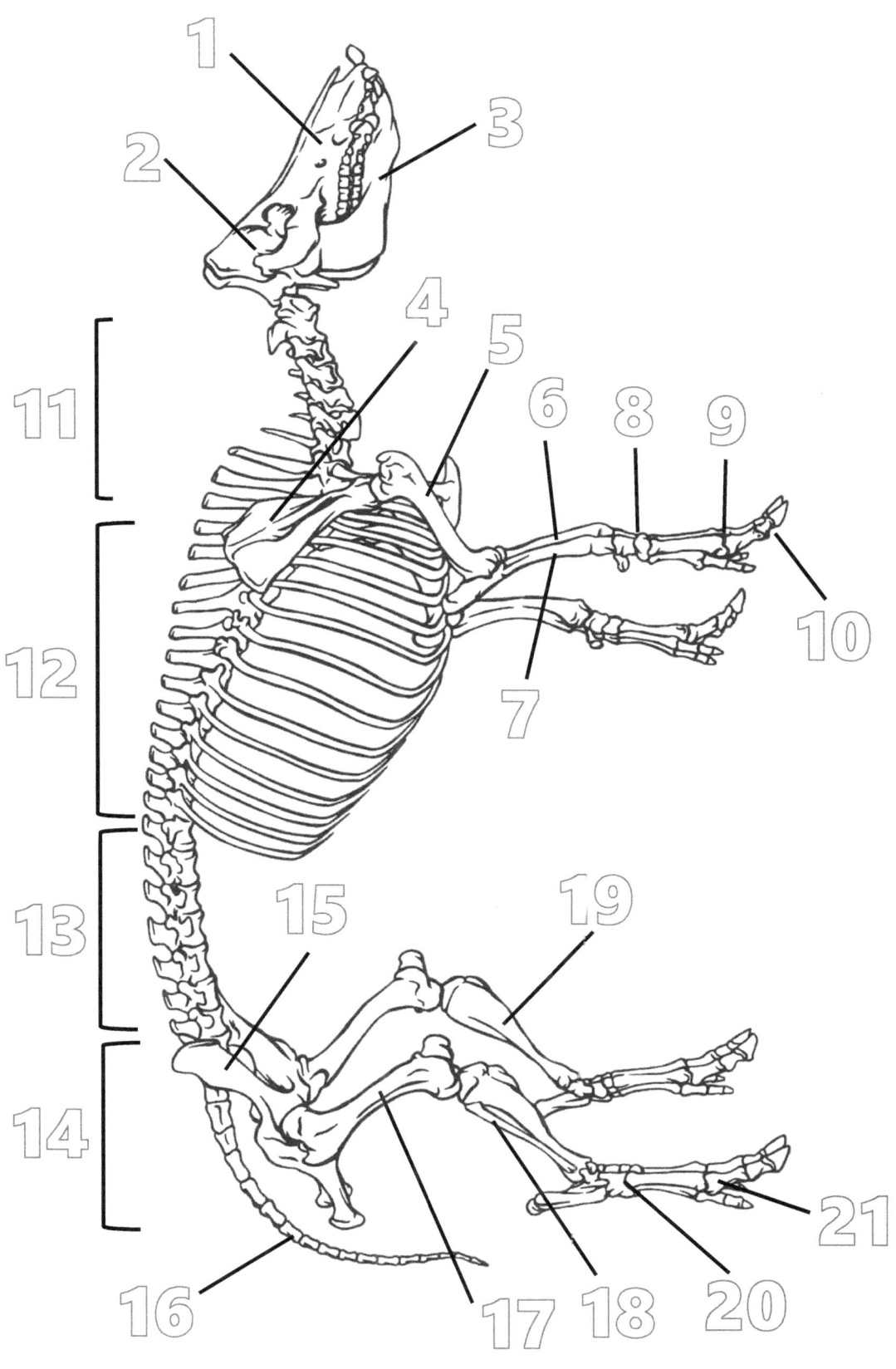

Anatomia interna dell'oca

Colora il nome e la parte indicata:

1. Esofago
2. Gozzo
3. Cuore
4. Fegato
5. Pancreas
6. Viscere
7. Fogna

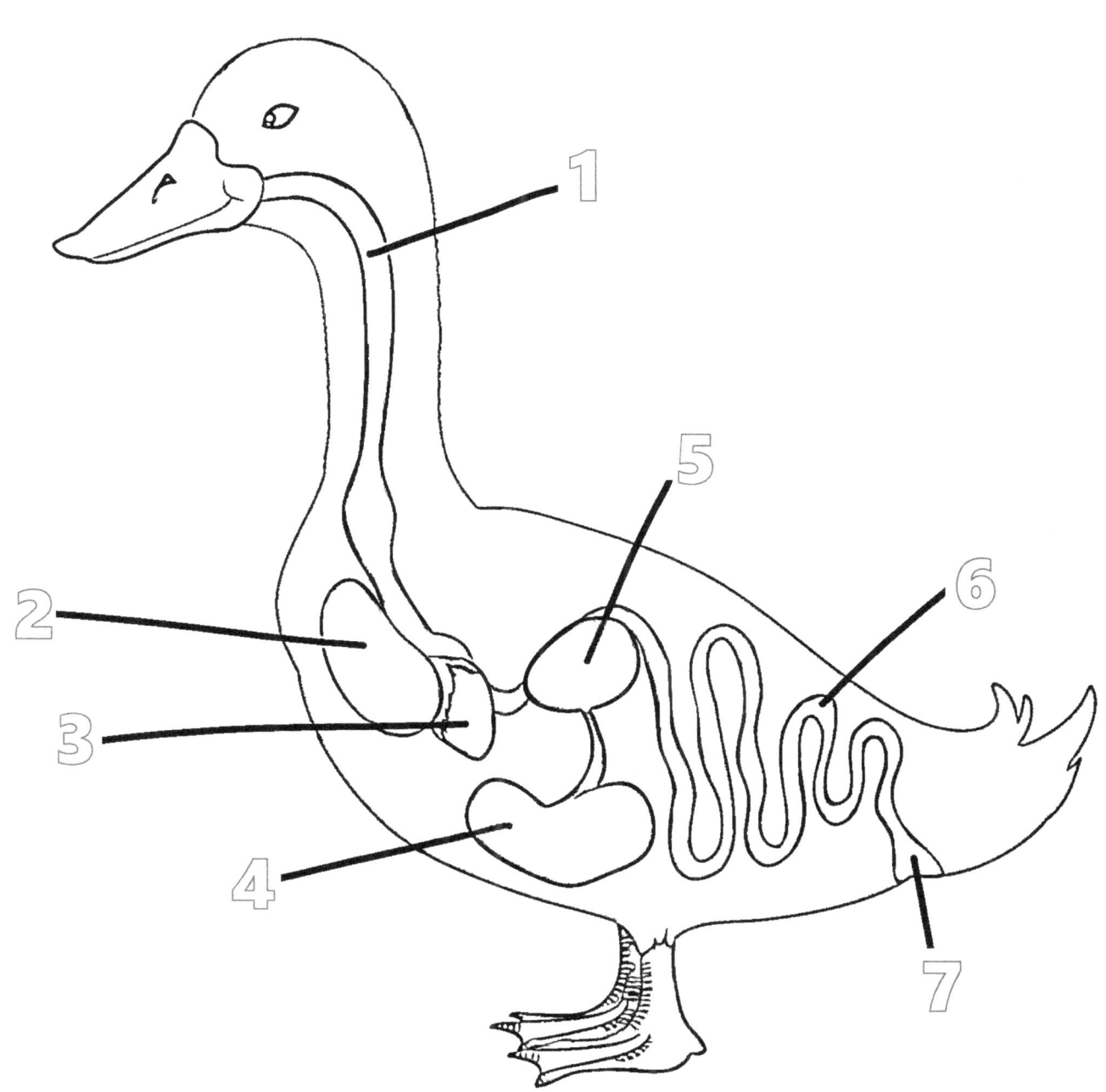

Anatomia interna della pecora

Colora il nome e la parte indicata:

1. Cranio
2. Denti
3. Esofago
4. Trachea
5. Articolazione della spalla
6. Costolette
7. Polmone
8. Cuore
9. Articolazione del gomito
10. Zampa anteriore
11. Articolazione della mascella
12. Orecchio
13. Legamento nucale
14. Colonna vertebrale
15. Milza
16. Sacca dorsale de rumine
17. Articolazione sacro-iliaca
18. Intestino crasso
19. Retto
20. Coda
21. Articolazione dell'anca
22. Intestino tenue
23. Abomaso
24. Sacca rumena ventrale
25. Digiuno
26. Zampa posteriore
27. Casco

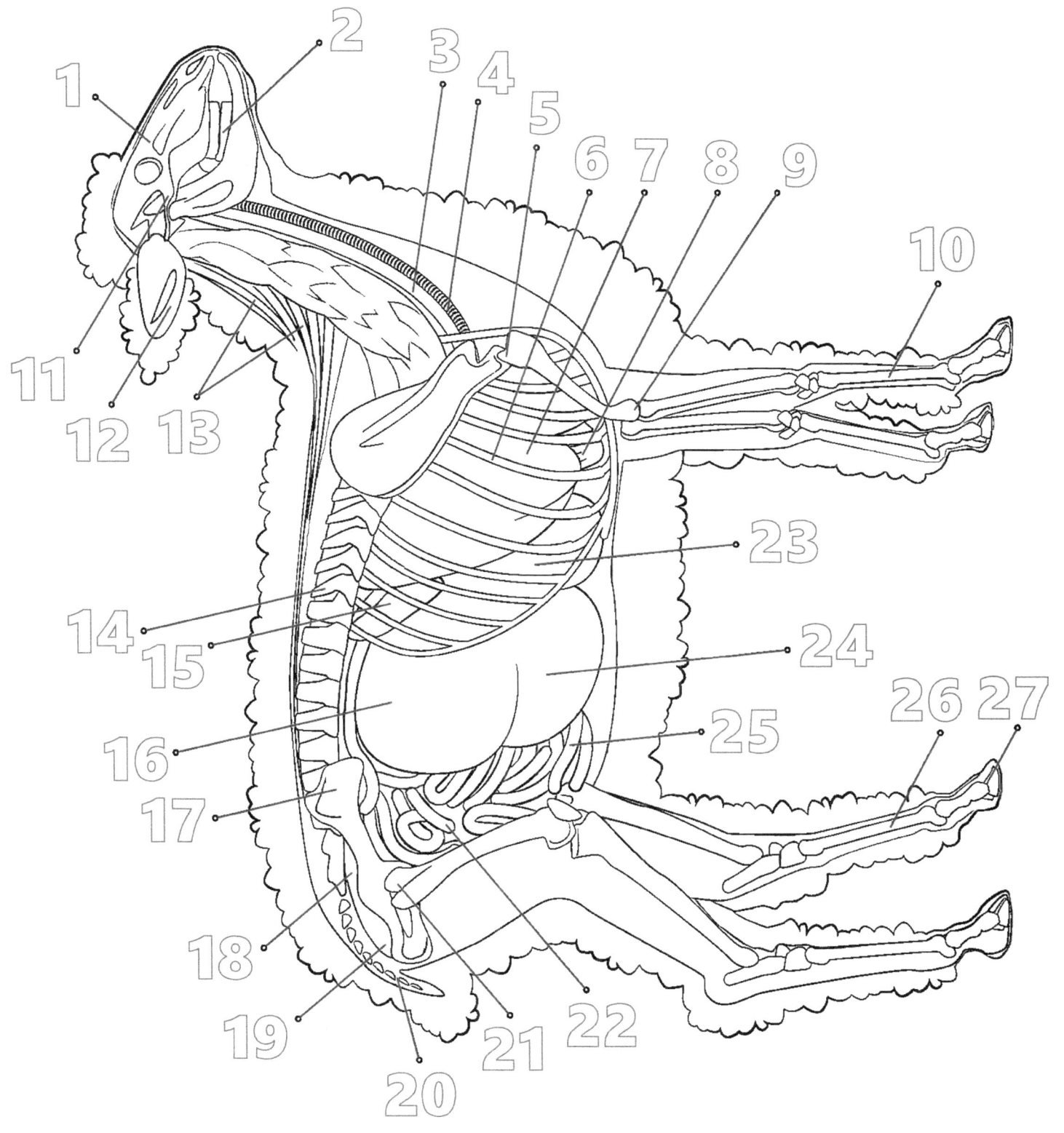

Anatomia interna del pesce

Colora il nome e la parte indicata:

1. Narici
2. Branchie
3. Cervello
4. Aorta dorsale
5. Colonna vertebrale
6. Stomaco
7. Muscoli del tronco
8. Pinna dorsale
9. Costolette
10. Aorta ventrale
11. Cuore
12. Fegato
13. Cieco pilorico
14. Intestino
15. Milza
16. Pinna ventrale
17. Apertura urogenitale
18. Ano
19. Raggi di pinna
20. Pinna anale
21. Rene
22. Vescica natatoria
23. Muscoli pinna caudale
24. Pinna caudale

Morfologia della rana

Colora il nome e la parte indicata:

1. Narice
2. Occhio
3. Timpano
4. Zampa anteriore
5. Avambraccio
6. Braccio
7. Piega laterale
8. Pelle liscia
9. Posizione della vertebra sacrale
10. Zampa posteriore
11. Gamba

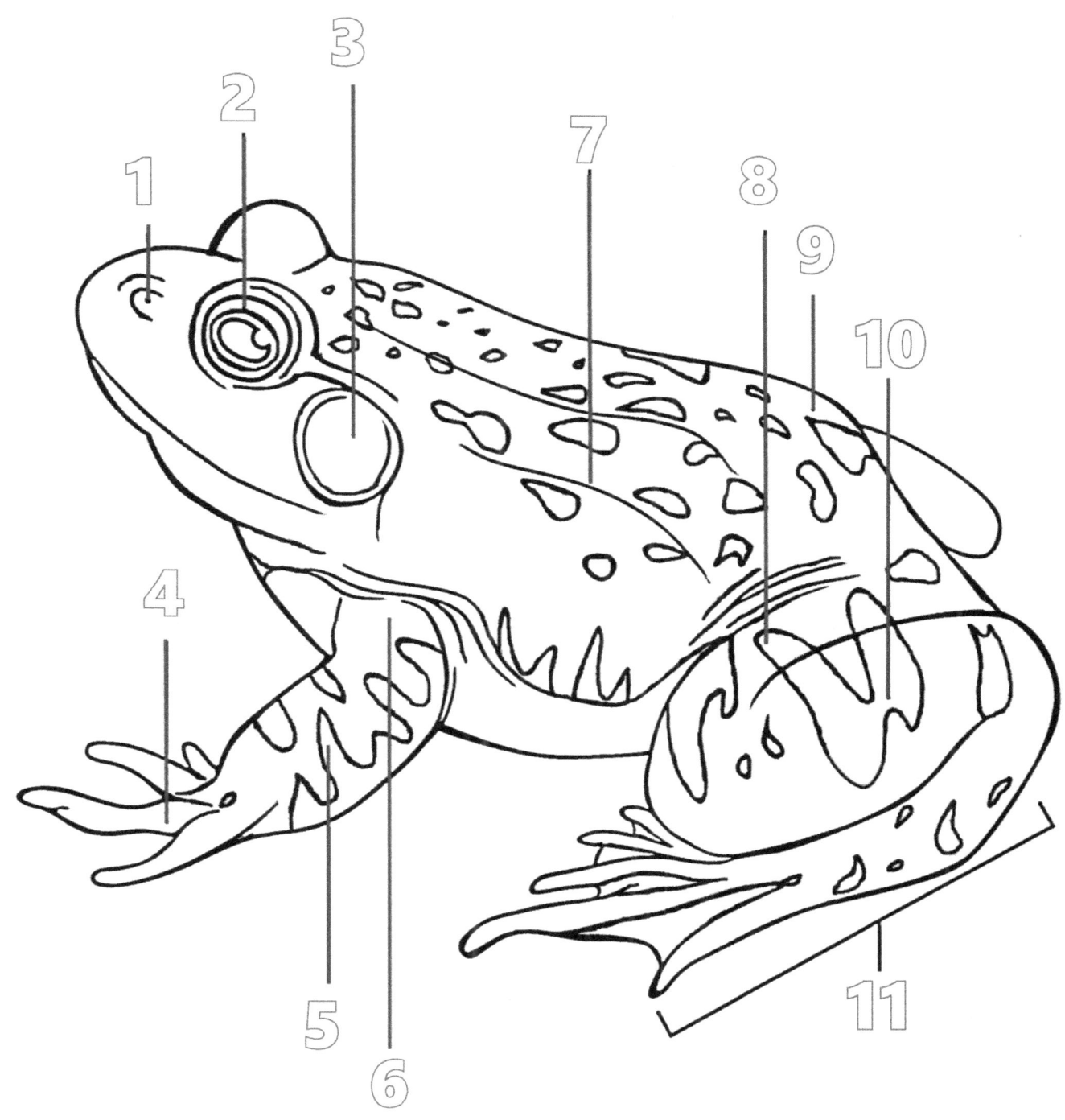

Scheletro di rana

Colora il nome e la parte indicata:

1. Radio
2. Scapola
3. Vertebre cervicali
4. Cranio
5. Omero
6. Falangi
7. Metacarpo
8. Carpo
9. Vertebre sacrali
10. Femore
11. Tibia
12. Urostilo
13. Ischio
14. Tarso
15. Metatarso
16. Falangi

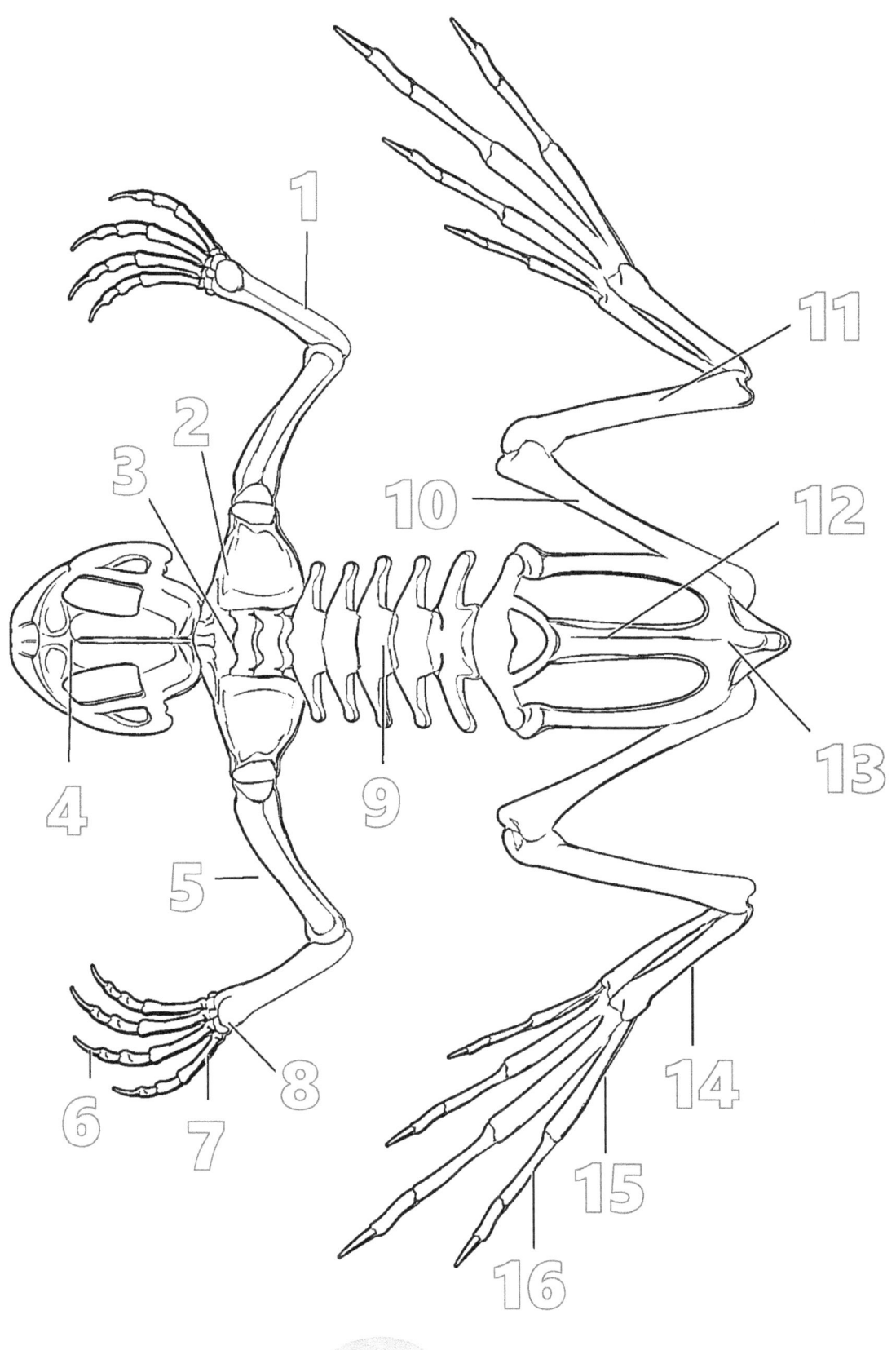

Anatomia interna della rana

Colora il nome e la parte indicata:

1. Arteriosi del tronco
2. Lobo destro del fegato
3. Atrio destro
4. Atrio sinistro
5. Ventricolo
6. Cuore
7. Lobo sinistro del fegato
8. Corpi grassi
9. Stomaco
10. Intestino crasso
11. Vescica urinaria
12. Lobo mediano del fegato
13. Vena addominale centrale
14. Intestino tenue

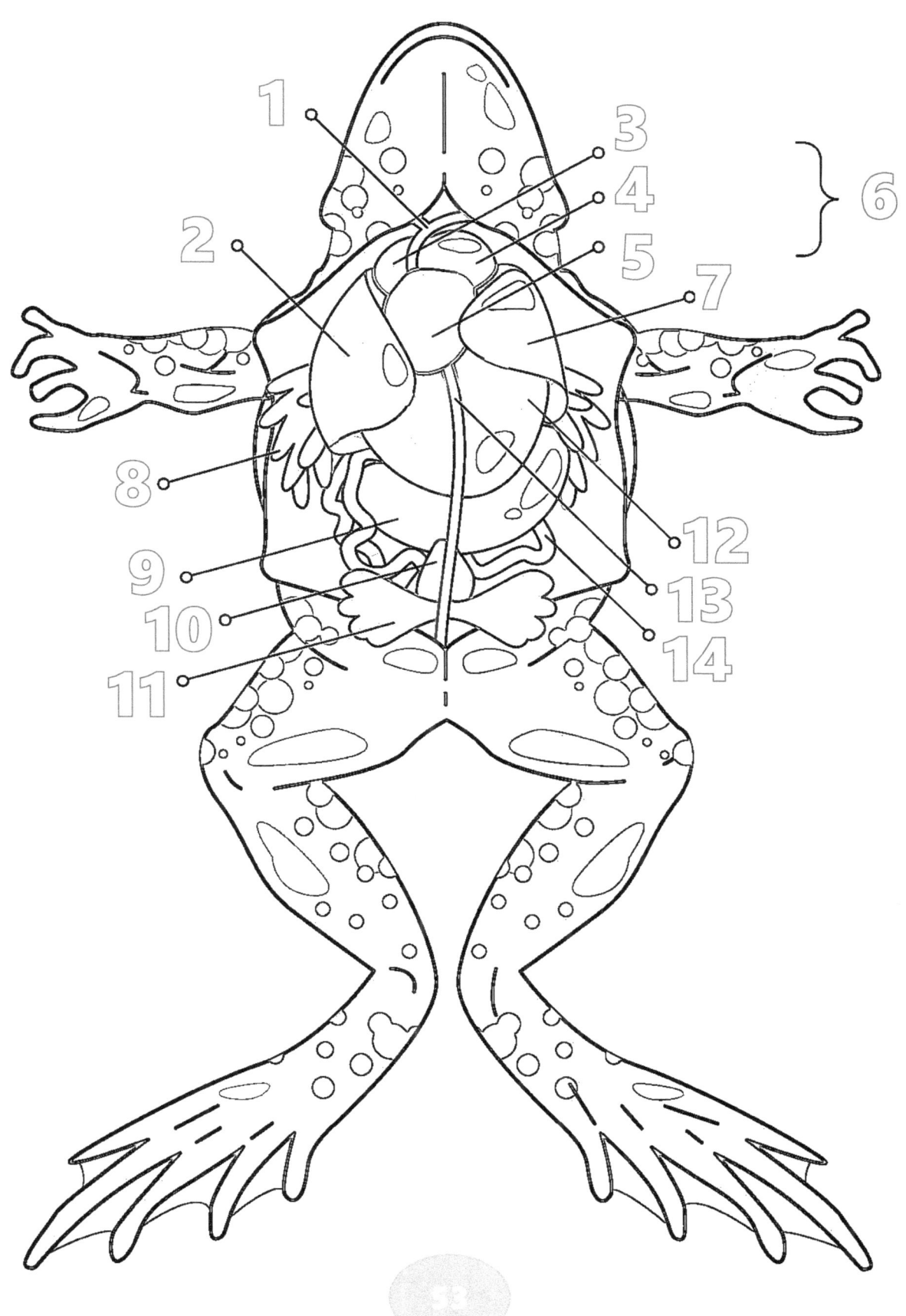

Morfologia della tartaruga

Colora il nome e la parte indicata:

1. Bocca
2. Narici
3. Testa
4. Occhio
5. Mandibola
6. Collo
7. Nucale
8. Conchiglia vertebrale
9. Guscio costale
10. Guscio marginale
11. Sopracaudale
12. Zampa anteriore
13. Artiglio

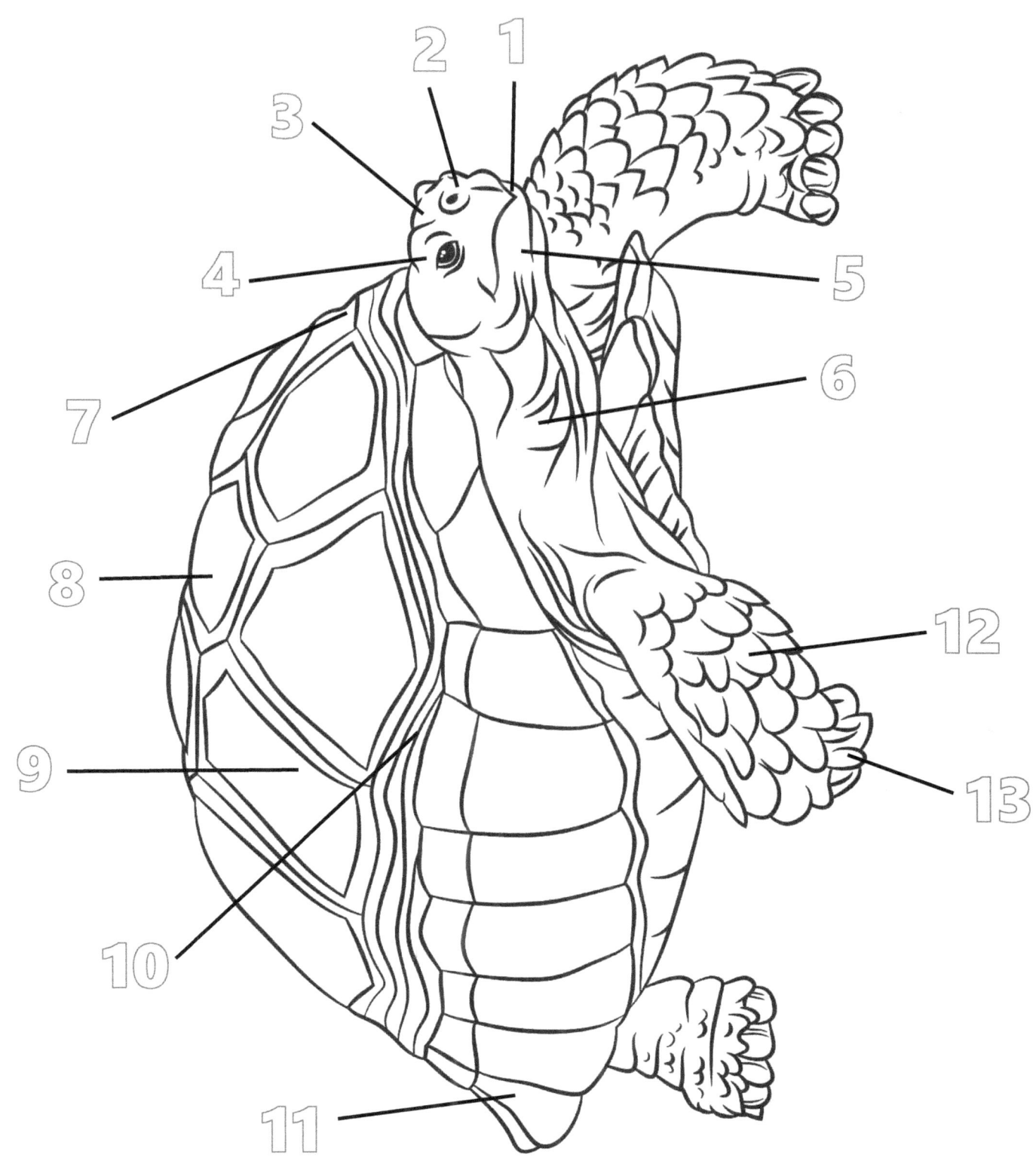

Morfologia della tartaruga marina

Colora il nome e la parte indicata:

1. Occhio
2. Becco
3. Timpano
4. Collo
5. Testa
6. Scudo nucale
7. Scudi costoli
8. Carapace
9. La pelle
10. Scudo marginali
11. Plastrone
12. Ponte
13. Scudo vertebrali
14. Scudo postcentrale
15. Coda
16. Pinna

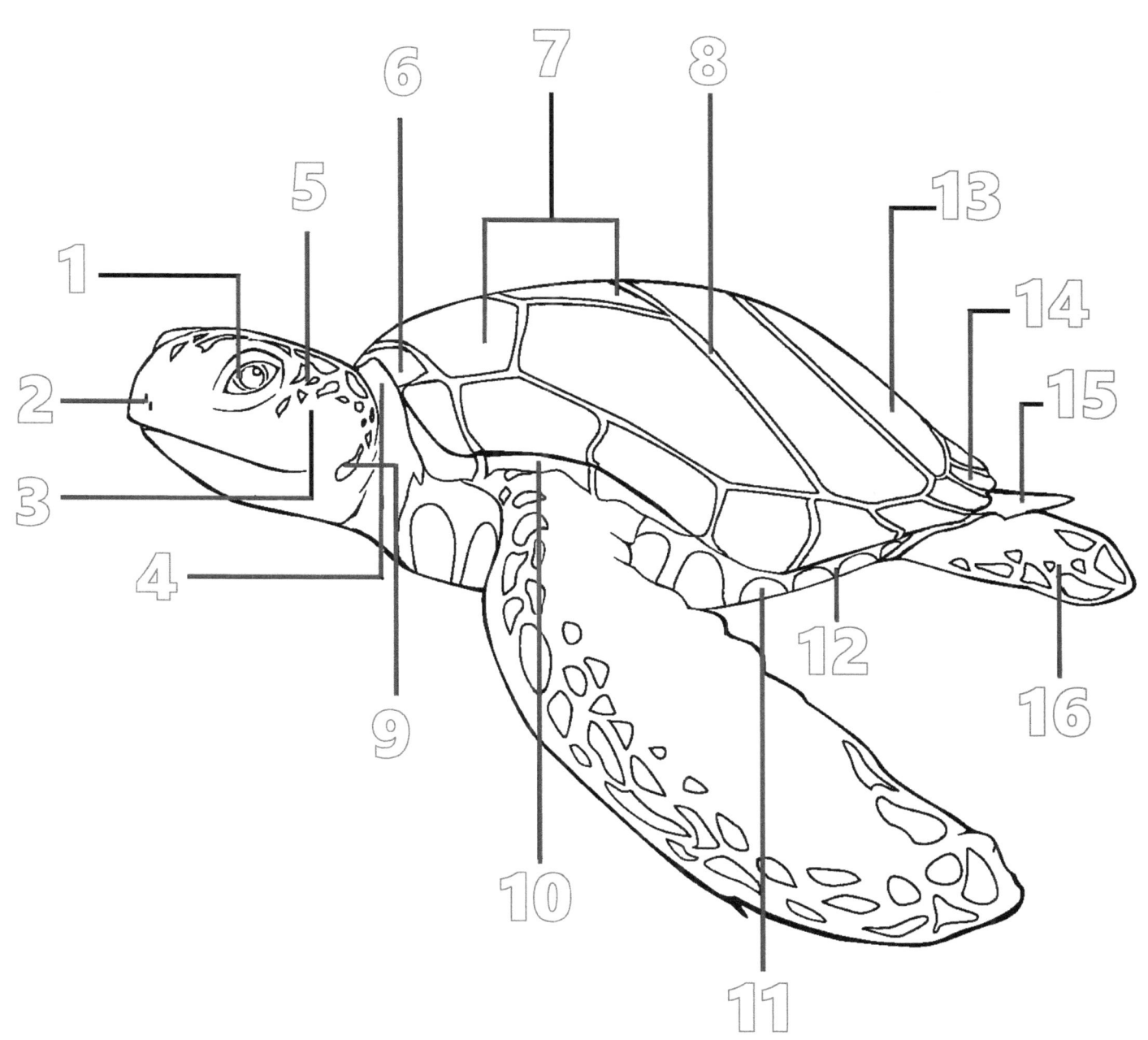

Anatomia interna della tartaruga marina

Colora il nome e la parte indicata:

1. Arteria carotidea
2. Esofago
3. Trachea
4. Midollo spinale
5. Cintura della spalla
6. Polmone
7. Stomaco
8. Intestino
9. Ovaio
10. Ovidotto
11. Rene
12. Aorta dorsale
13. Cintura pelvica
14. Femore
15. Omero
16. Cuore
17. Fegato
18. Cistifellea
19. Colon
20. Vescica urinaria

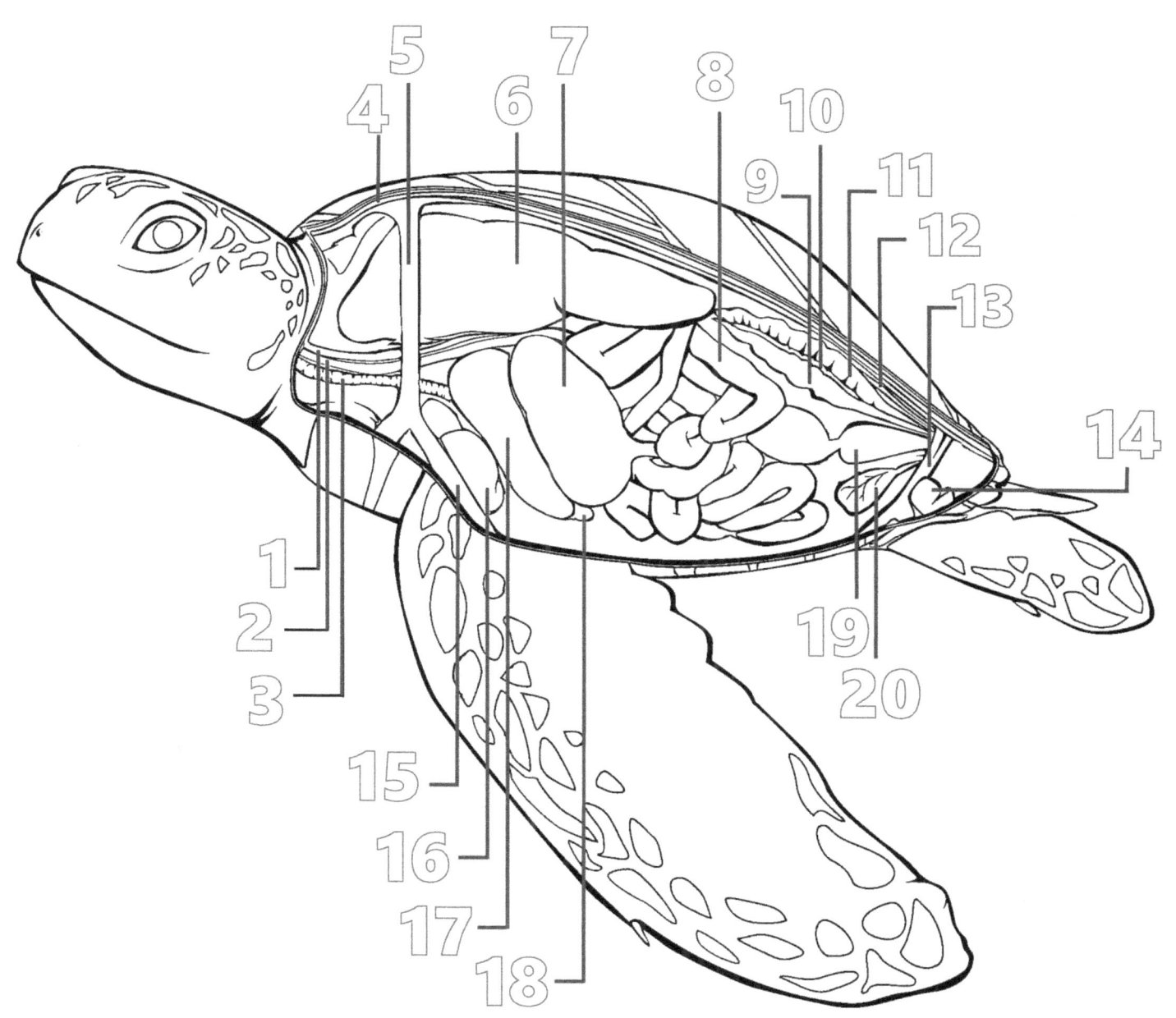

Anatomia dell'embrione di uccello

Colora il nome e la parte indicata:

1. Vitello
2. Fluido allantoico
3. Camera d'aria
4. Membrana interna
5. Guscio d'uovo
6. Embrione

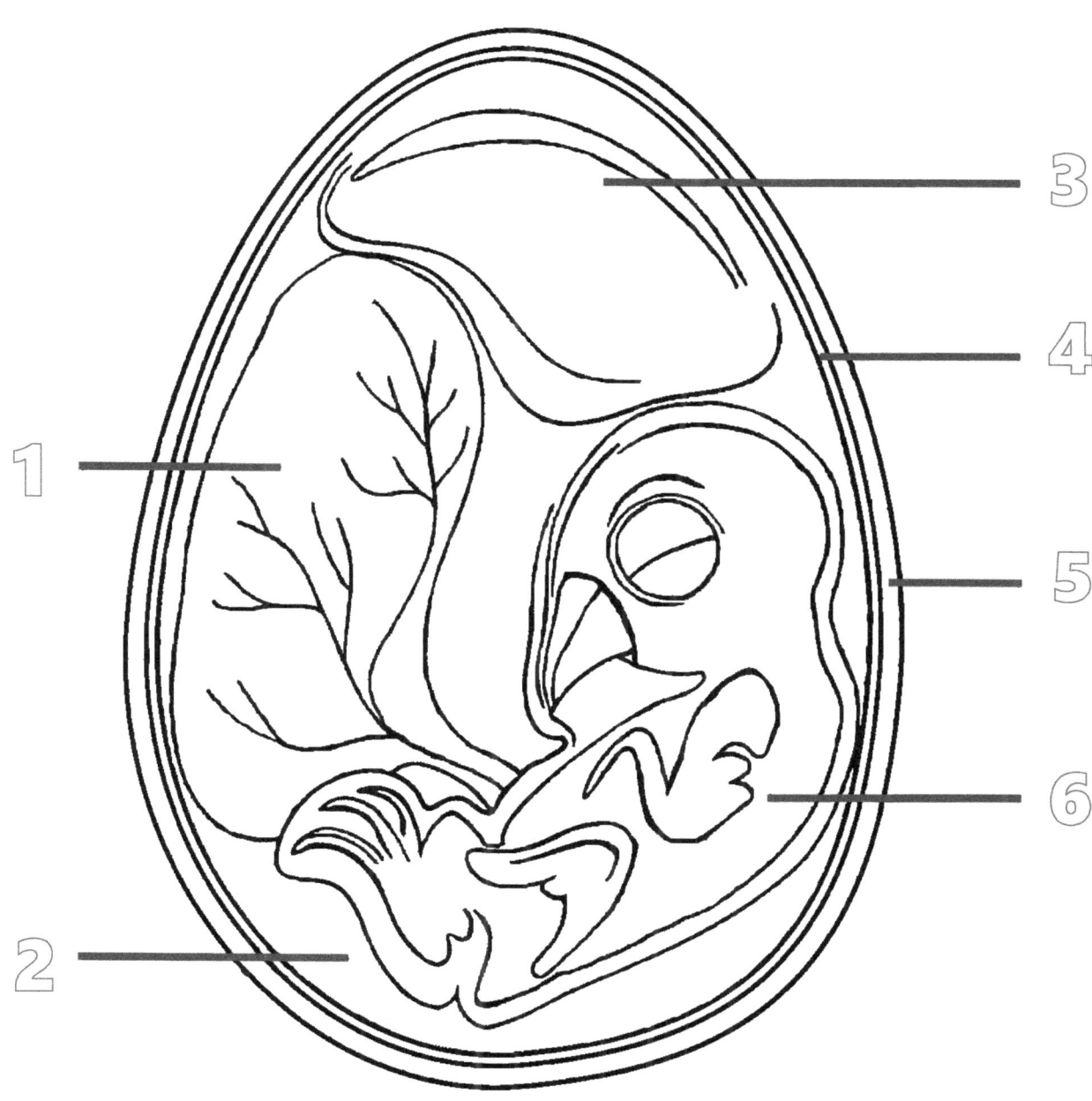

Morfologia degli uccelli

Colora il nome e la parte indicata:

1. Pennacchio
2. Auricolari
3. Nuca
4. Fronte
5. Anello oculare
6. Narici
7. Becco
8. Scapolari
9. Copritrici primarie
10. Remiganti secondarie
11. Remiganti primarie
12. Timoniere
13. Gola
14. Petto
15. Tarso
16. Piede

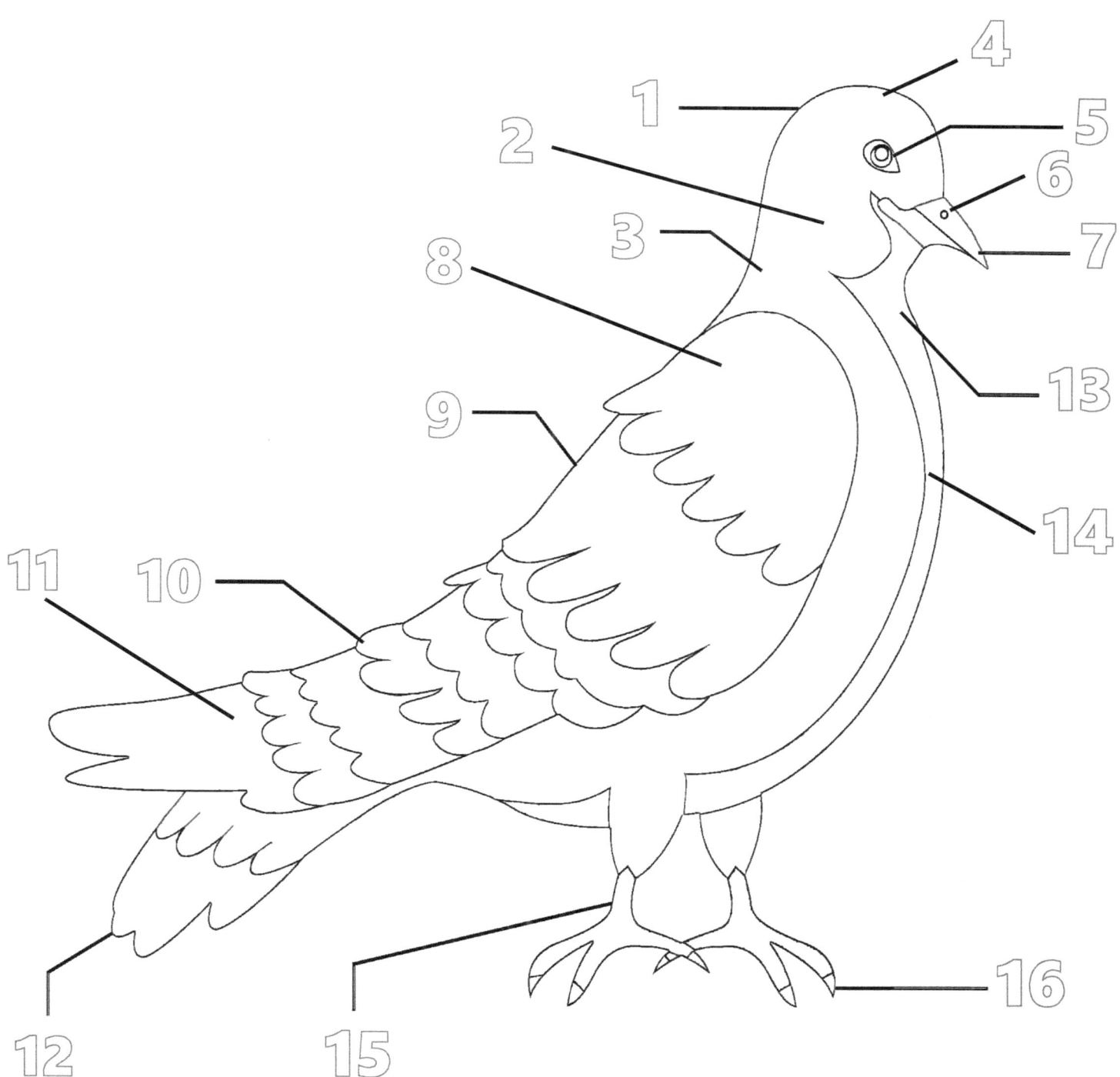

Scheletro di uccello

Colora il nome e la parte indicata:

1. Mascella
2. Mandibola
3. Cranio
4. Vertebre cervicali
5. Omero
6. Clavicola
7. Radio
8. Ulna
9. Carpometacarpo
10. Falangi
11. Sterno
12. Tibia
13. Tarsometatarso
14. Falangi
15. Costolette
16. Pigostilo
17. Cintura pelvica

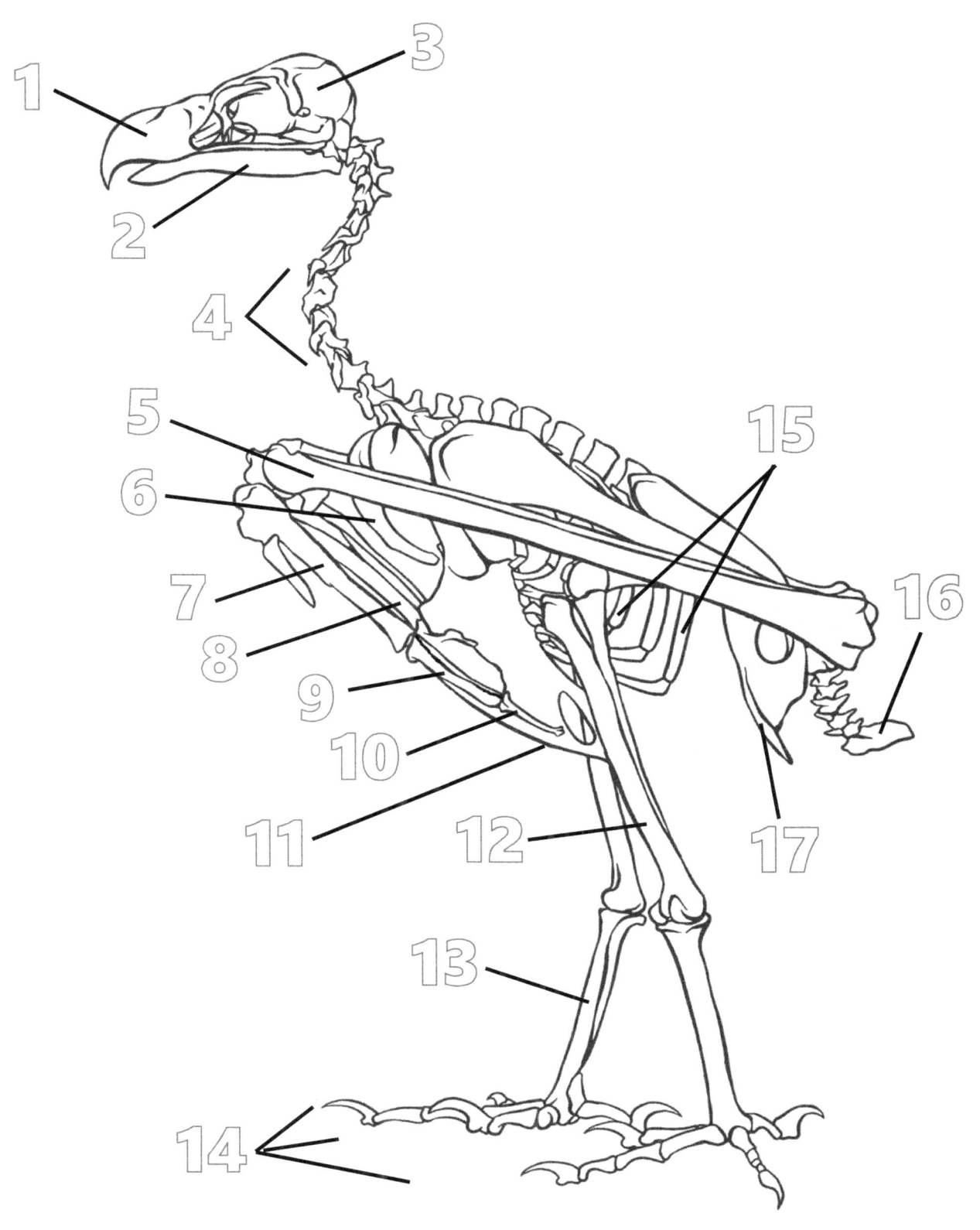

Anatomia interna di uccello

Colora il nome e la parte indicata:

1. Trachea
2. Cavità orale
3. Esofago
4. Gozzo
5. Cuore
6. Fegato
7. Polmone
8. Stomaco
9. Ventriglio
10. Retto
11. Intestino

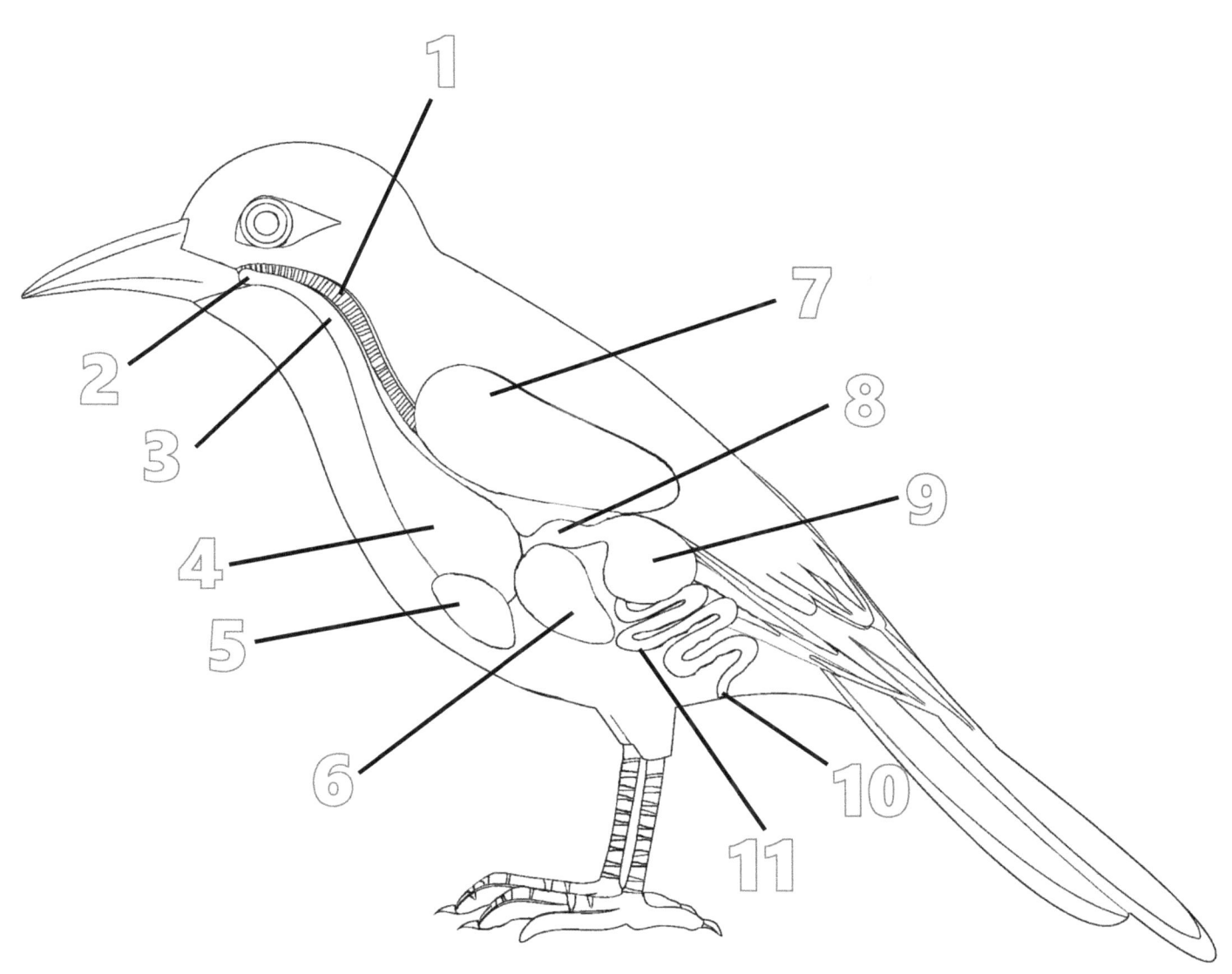

GRANDI ANIMALI

- Morfologia
- Scheletro
- Anatomia interna

Morfologia della balena

Colora il nome e la parte indicata:

1. Spiracolo
2. Rostro
3. Becco
4. Pieghe ventrali
5. Occhio
6. Pinne
7. Pinna dorsale
8. Cresta dorsale
9. Pinna caudale
10. Solco mediano

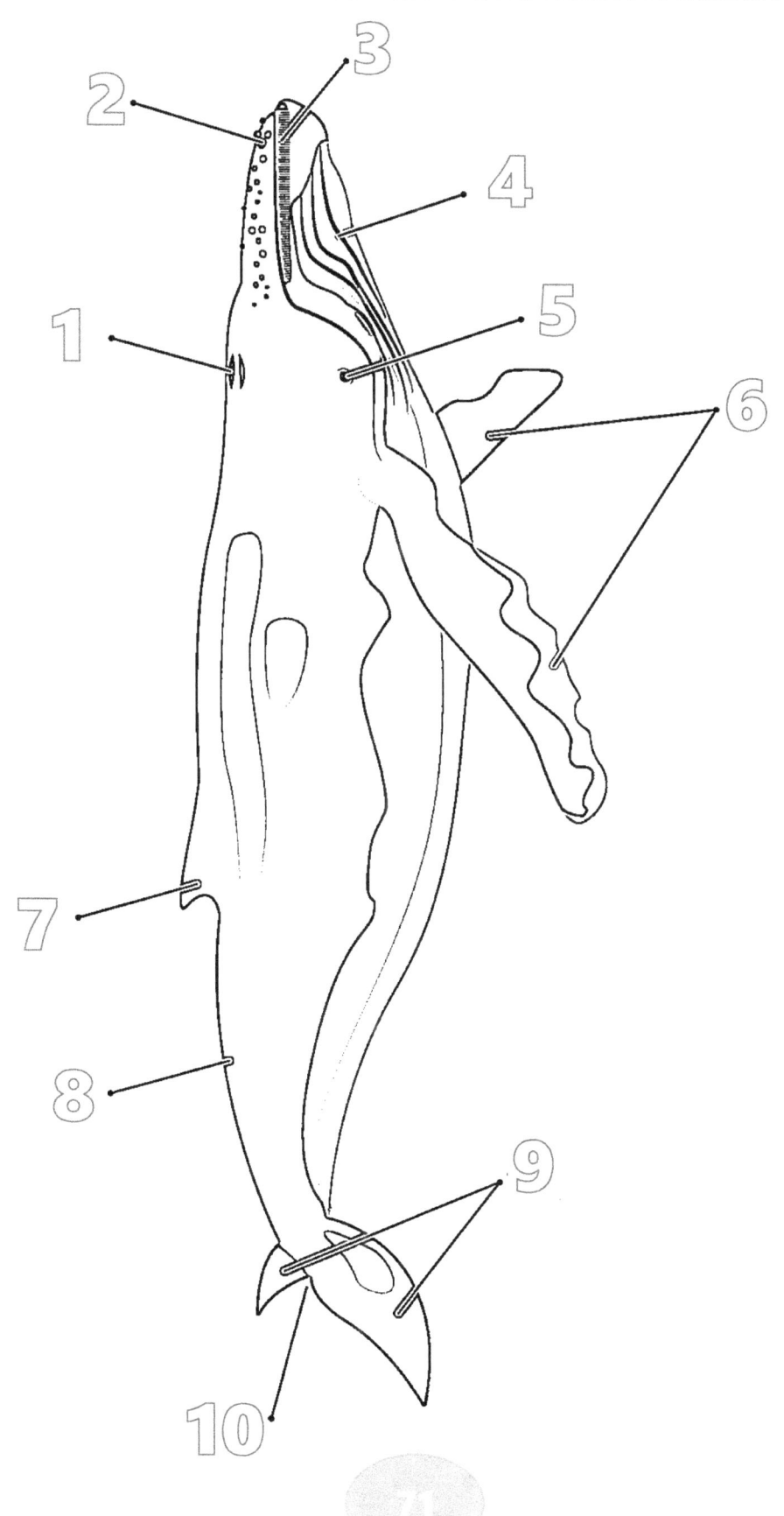

Scheletro di balena

Colora il nome e la parte indicata:

1. Cranio
2. Atlante
3. Vertebre toraciche
4. Vertebre lombari
5. Vertebre caudali
6. Scapola
7. Omero
8. Radio
9. Ulna
10. Costolette
11. Ossa Chevron

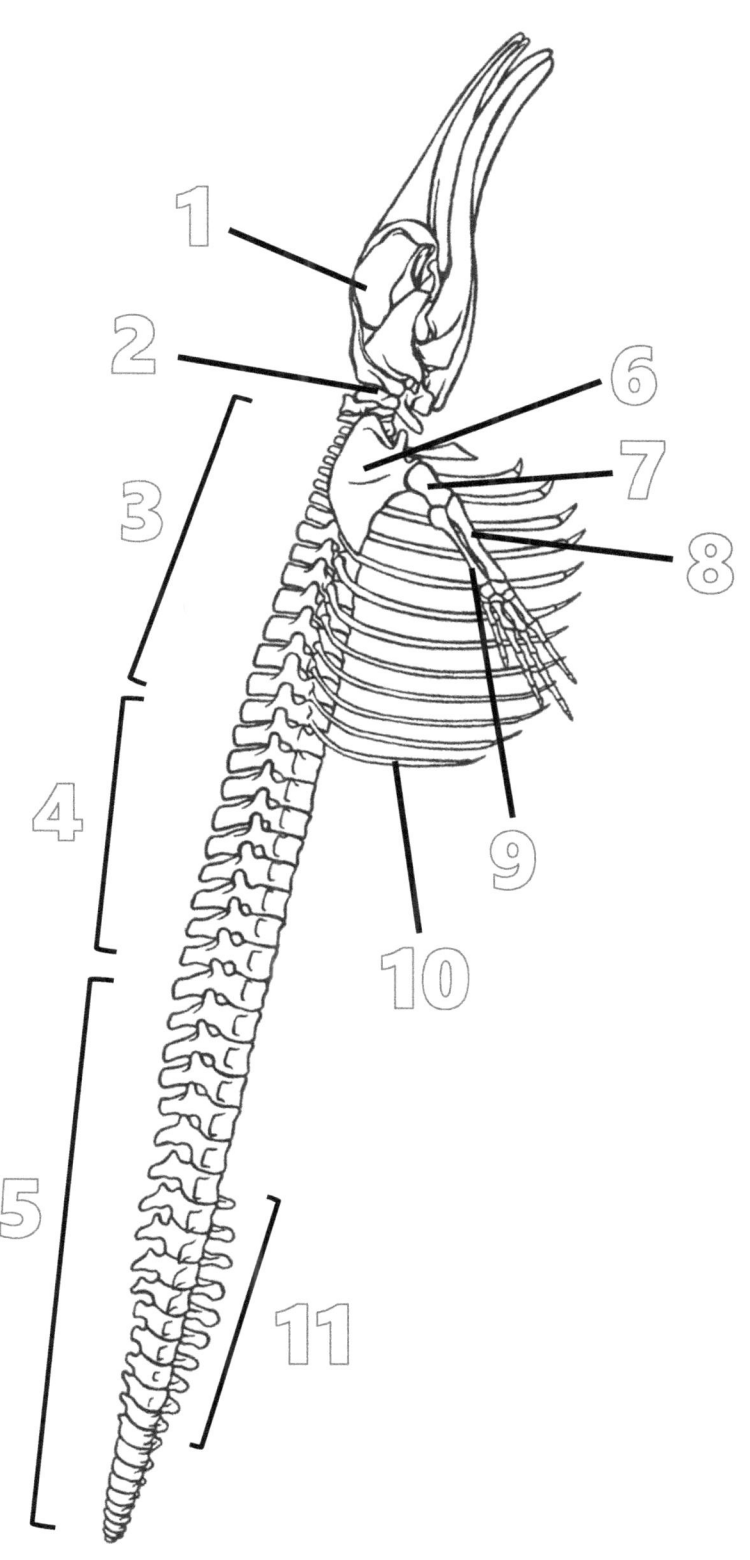

Anatomia interna della balena

Colora il nome e la parte indicata:

1. Cervello
2. Polmone
3. Stomaco
4. Esofago
5. Cuore
6. Rene
7. Intestino
8. Retto

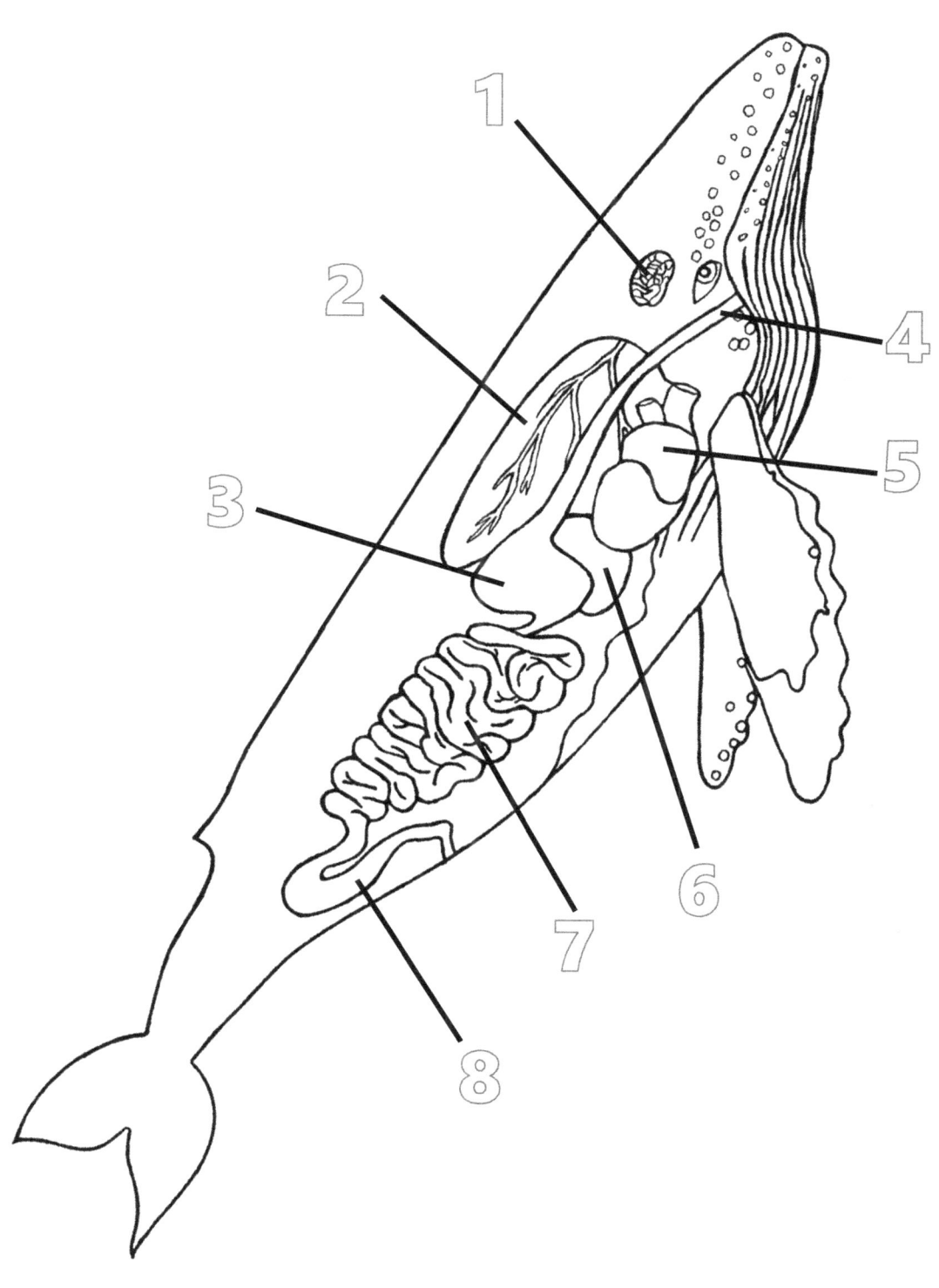

Morfologia del cavallo

Colora il nome e la parte indicata:

1. Narice
2. Ciuffo
3. Nuca
4. Criniera
5. Pennacchio
6. Garrese
7. Solco del mento
8. Gola
9. Spalla
10. Braccio
11. Ginocchio
12. Stinco
13. Pastorale
14. Addome
15. Groppa
16. Quarti posteriori
17. Attaccatura della coda
18. Fianco
19. Punta della natica
20. Quarti
21. Grassella
22. Gamba
23. Garretto
24. Nodello
25. Zoccolo

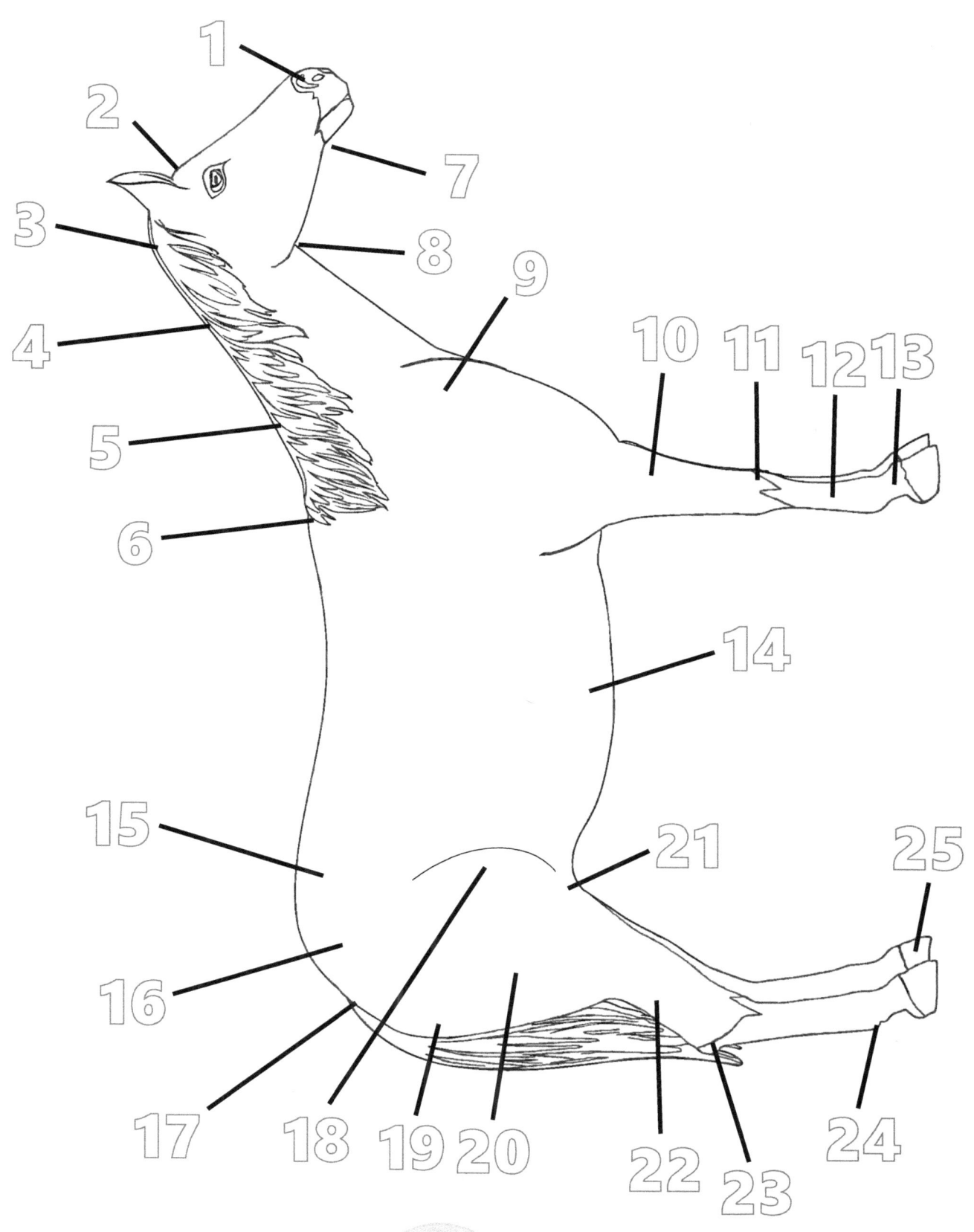

Scheletro di cavallo

Colora il nome e la parte indicata:

1. Cranio
2. Vertebre cervicali
3. Scapola
4. Omero
5. Ulna
6. Radio
7. Carpo
8. Metacarpo
9. Falangi
10. Vertebre toraciche
11. Vertebre lombari
12. Ilio
13. Femore
14. Patella
15. Perone
16. Tibia
17. Tarso
18. Metatarso

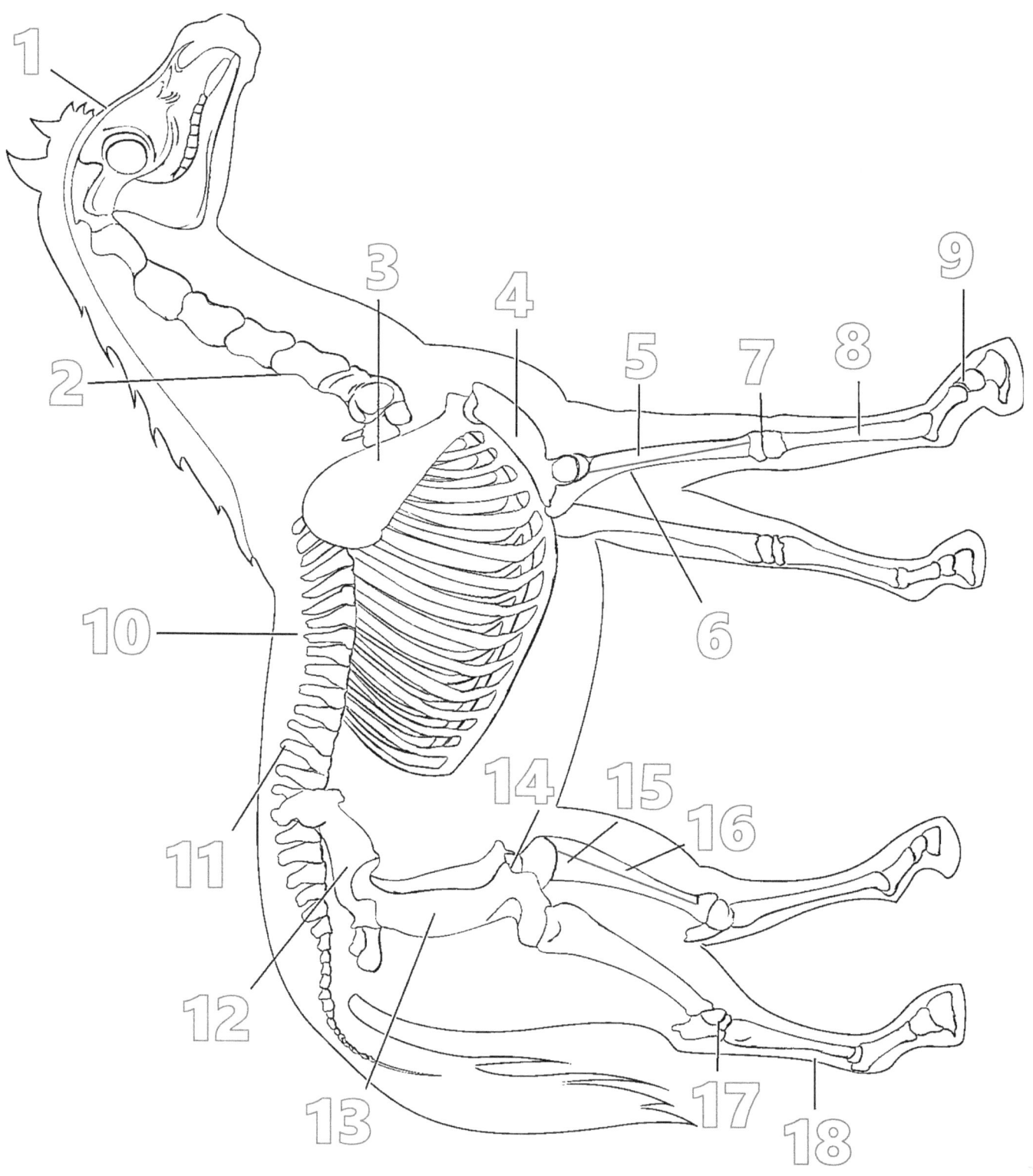

Anatomia interna del cavallo

Colora il nome e la parte indicata:

1. Esofago
2. Polmone
3. Cuore
4. Stomaco
5. Milza
6. Intestino tenue
7. Cieco
8. Intestino crasso

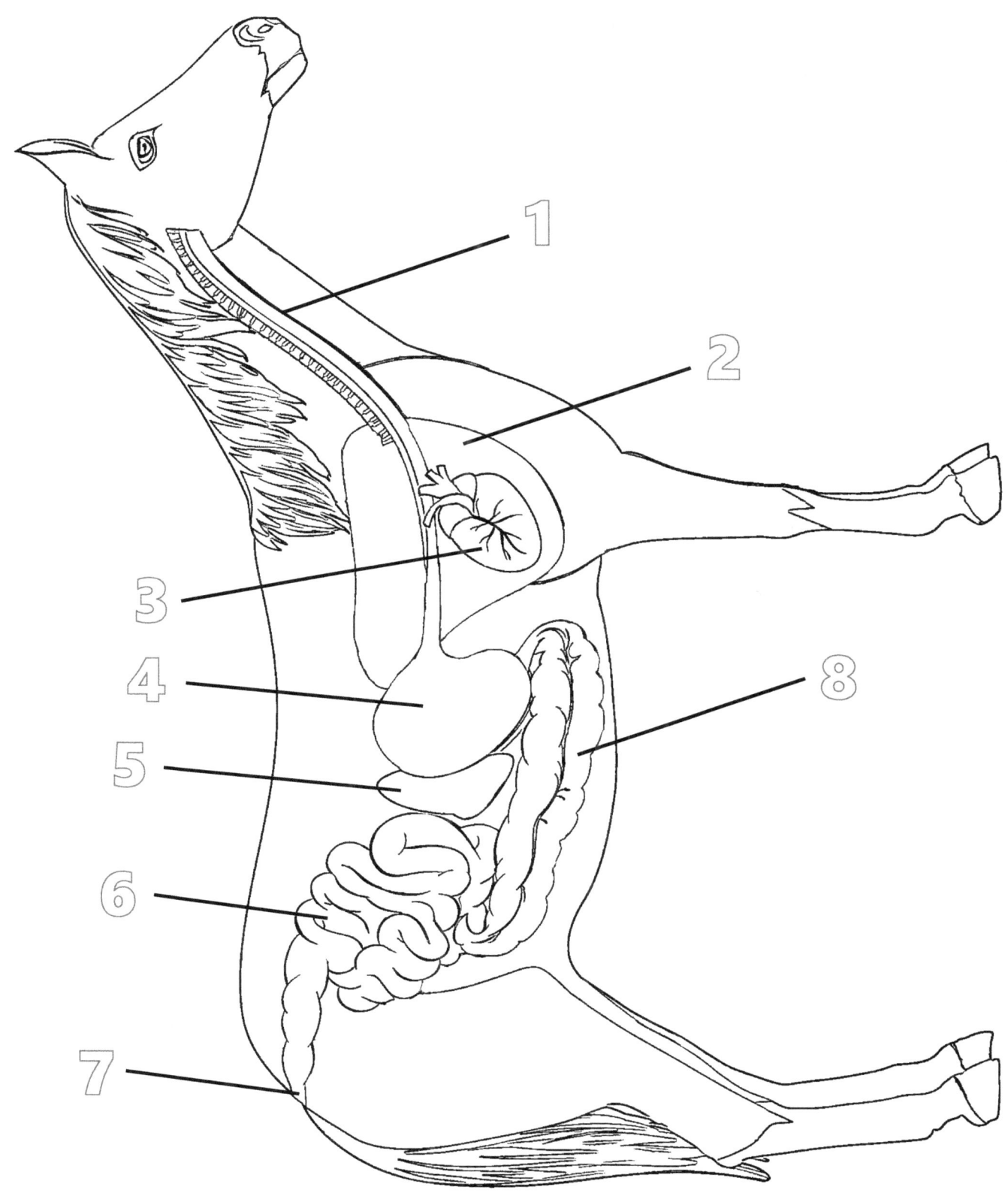

Scheletro di coccodrillo

Colora il nome e la parte indicata:

1. Cranio
2. Vertebre cervicali
3. Vertebre toraciche
4. Vertebre lombari
5. Sacro
6. Vertebre caudali
7. Mandibola
8. Scapola
9. Omero
10. Radio
11. Ulna
12. Costolette
13. Perone
14. Falangi
15. Metatarso
16. Tarso
17. Tibia
18. Femore

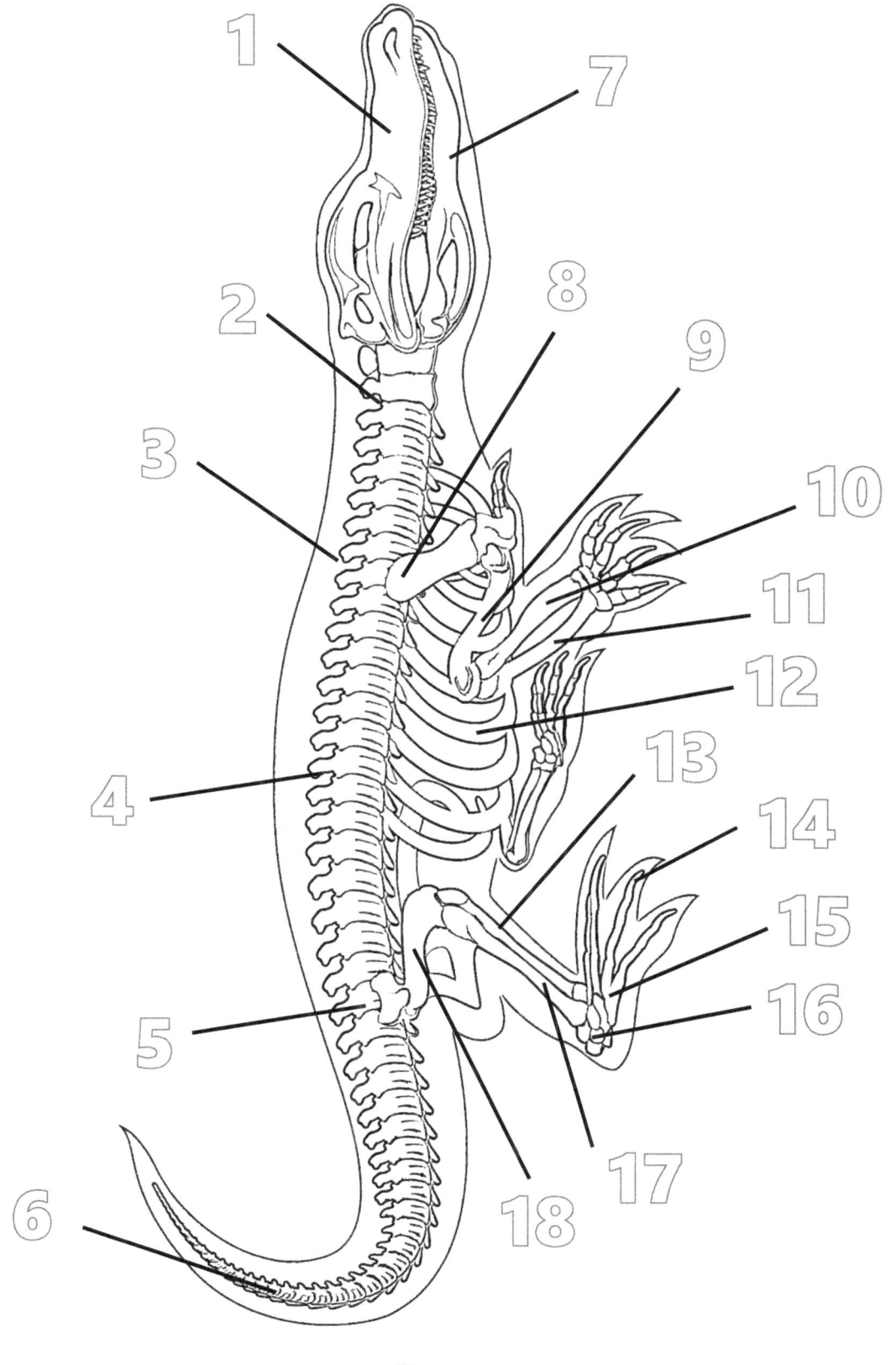

Morfologia dell'elefante

Colora il nome e la parte indicata:

1. Occhio
2. Zanne
3. Proboscide di elefante
4. Orecchio
5. Pelle
6. Piede

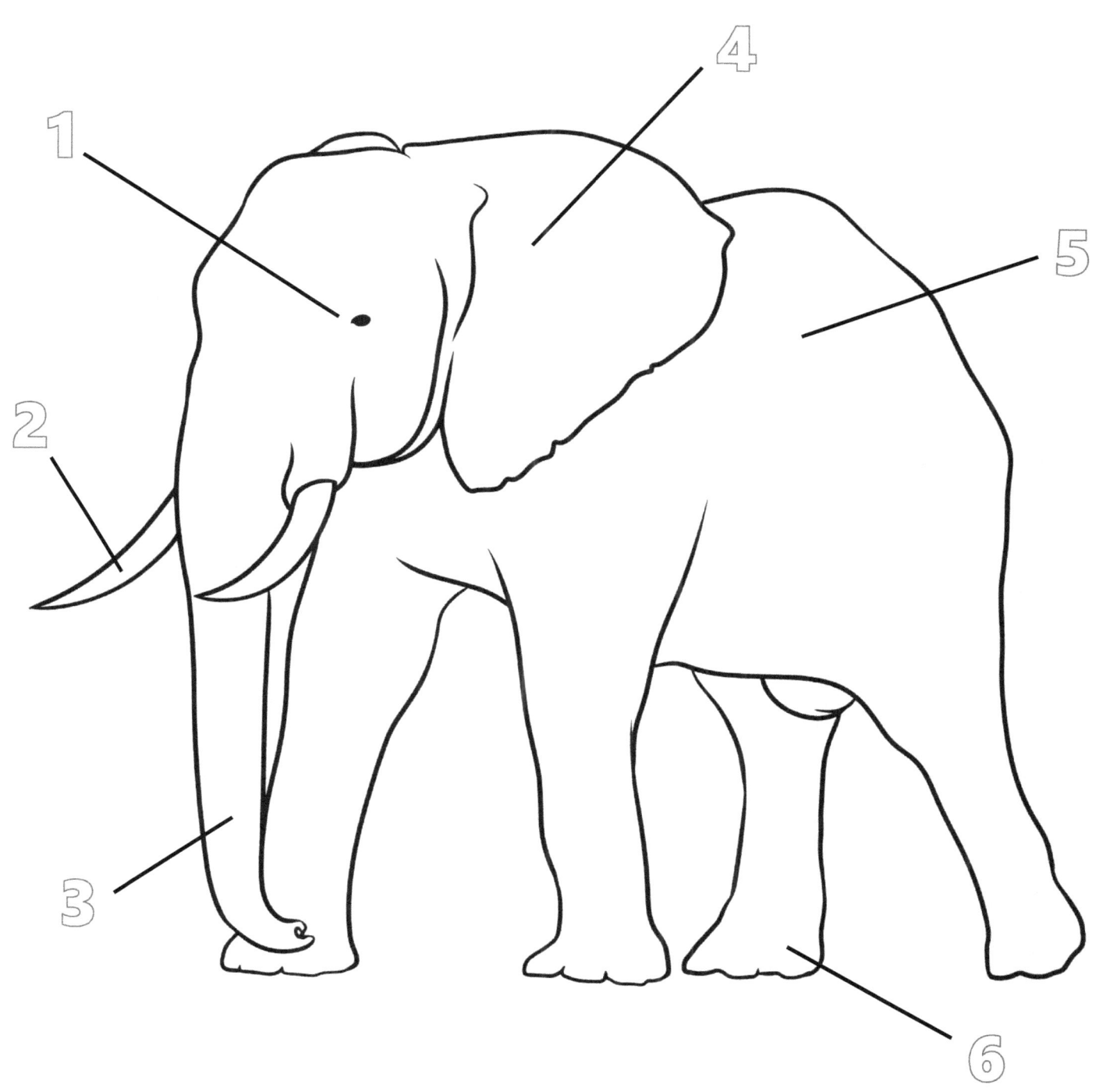

Scheletro di elefante

Colora il nome e la parte indicata:

1. Parte prossimale della zanna
2. Cranio
3. Vertebre cervicali
4. Vertebre toraciche
5. Vertebre lombari
6. Bacino
7. Vertebre caudali
8. Omero
9. Ulna
10. Metacarpo
11. Falangi
12. Costolette
13. Femore
14. Patella
15. Tibia
16. Metatarso

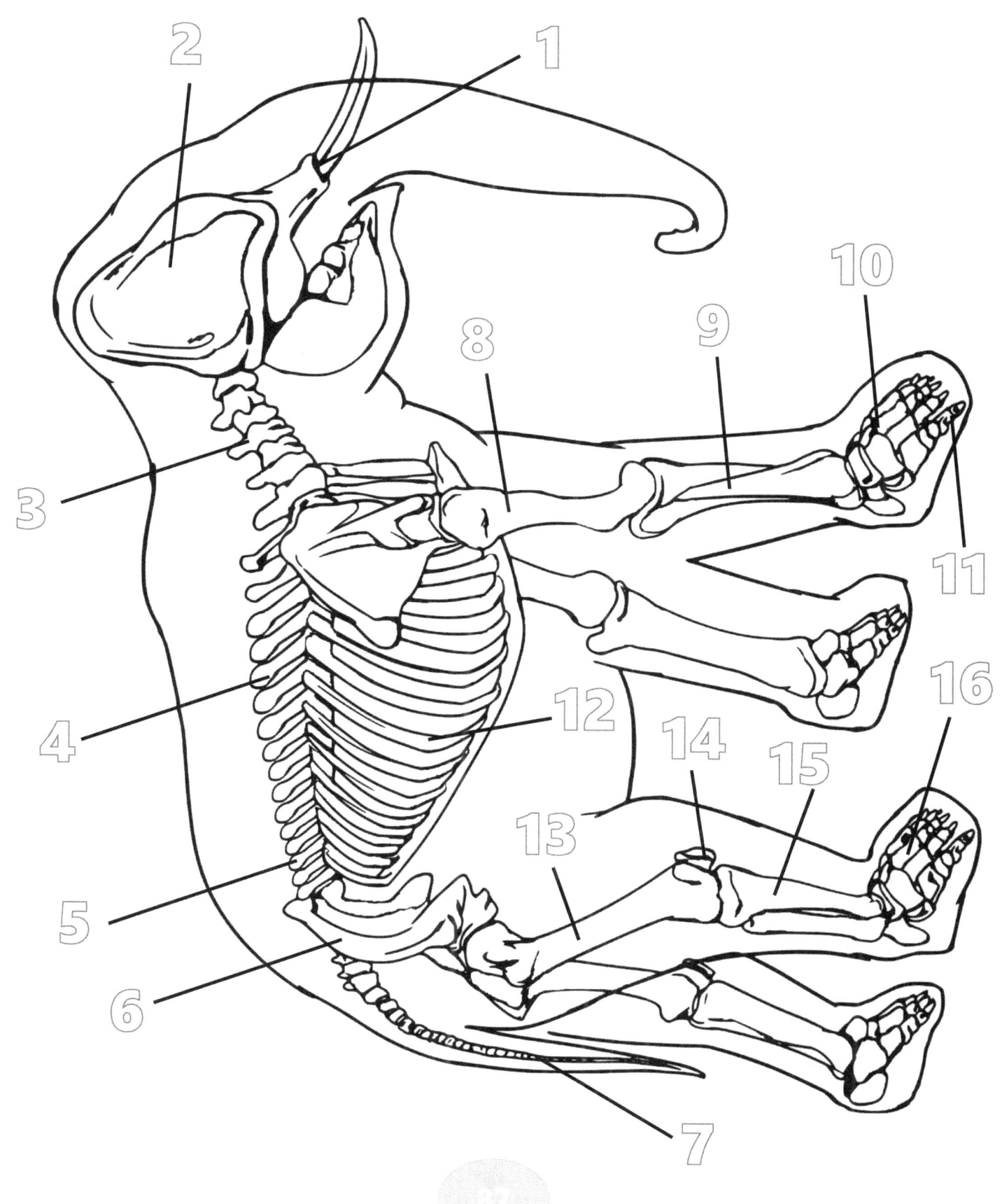

Morfologia della giraffa

Colora il nome e la parte indicata:

1. Orecchio
2. Corna pelose corte
3. Occhio
4. Narici
5. Bocca
6. Collo
7. Criniera
8. Motivo a punti
9. Coda
10. Zampa anteriore
11. Zoccolo

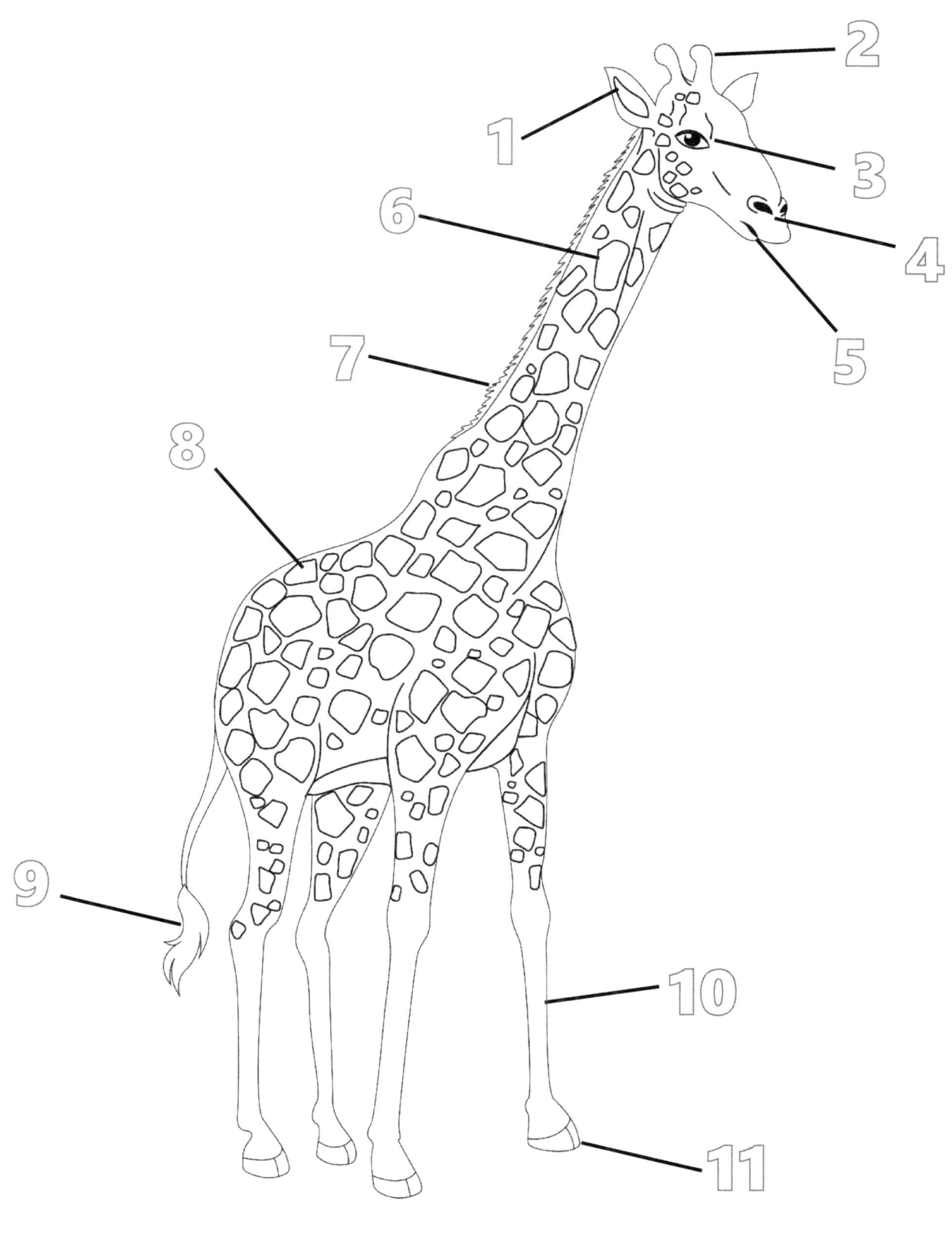

Scheletro di giraffa

Colora il nome e la parte indicata:

1. Cranio
2. Orbita
3. Osso nasale
4. Mandibola
5. Vertebre cervicali
6. Vertebre toraciche
7. Vertebre lombari
8. Vertebre sacrali
9. Vertebre caudali
10. Femore
11. Perone
12. Calcagno
13. Costolette
14. Scapola
15. Omero
16. Radio
17. Carpo
18. Metacarpo
19. Falangi

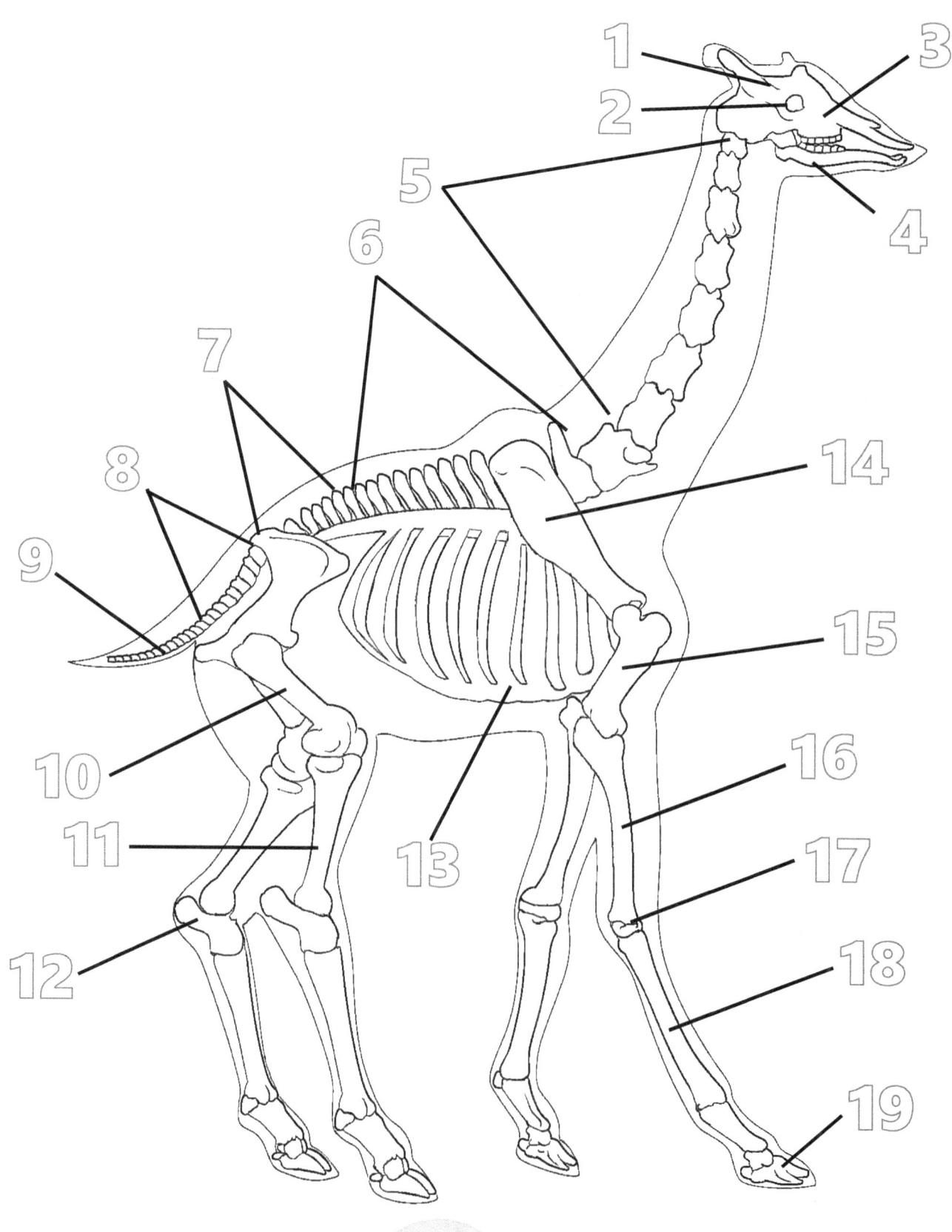

Morfologia del lamantino

Colora il nome e la parte indicata:

1. Occhio
2. Apertura dell'orecchio
3. Narice
4. Baffi
5. Ghiandola mammaria
6. Ascella
7. Cicatrici da barbagianni
8. Alghe
9. Peduncolo
10. Pinna caudale
11. Pinna pettorale
12. Ombelico

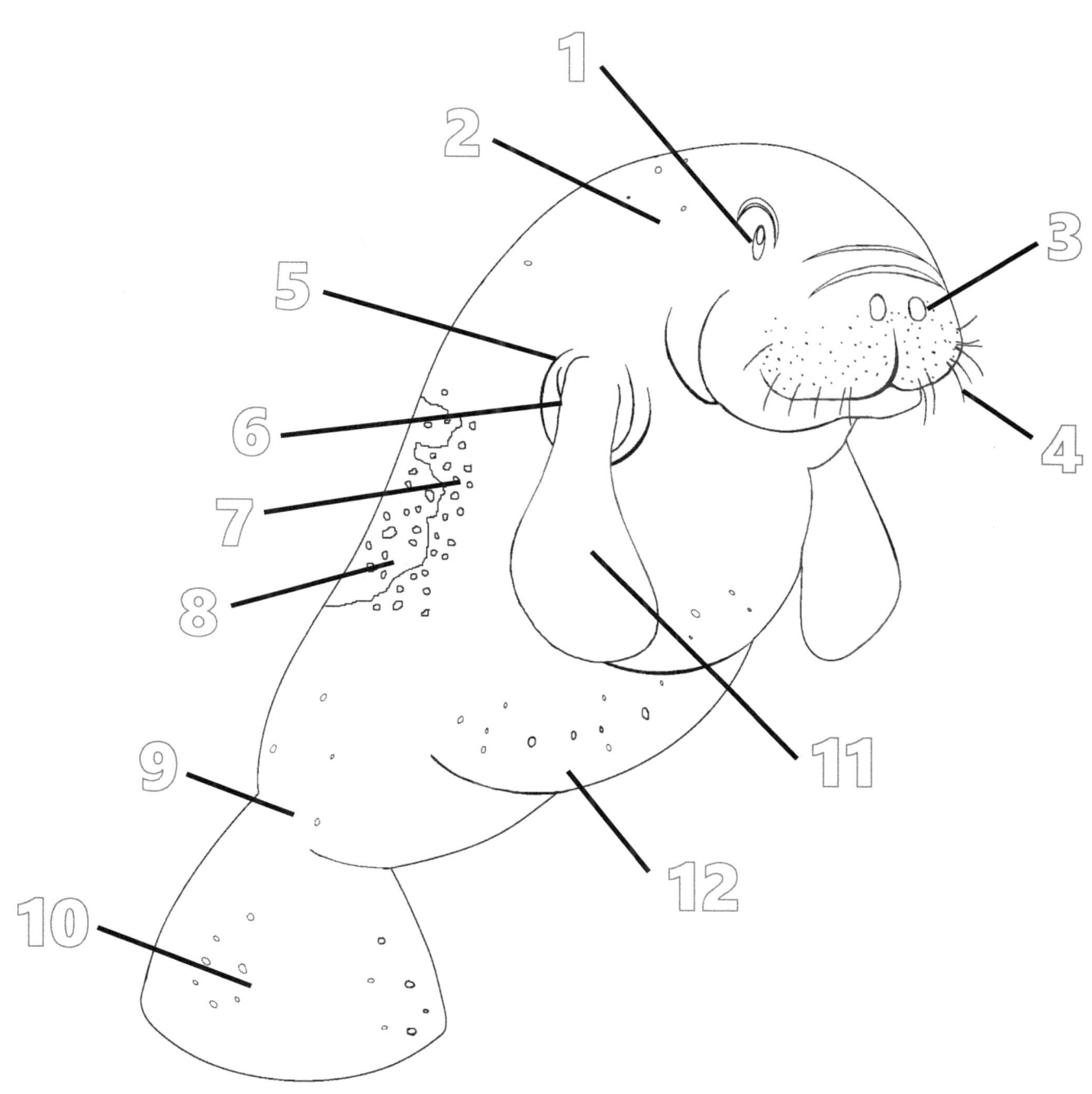

Morfologia della mucca

Colora il nome e la parte indicata:

1. Corno
2. Orecchio
3. Naso
4. Musello
5. Collare
6. Garrese
7. Costato
8. Mammella
9. Capezzoli
10. Groppa
11. Coda
12. Garretto
13. Pastorale
14. Zoccolo

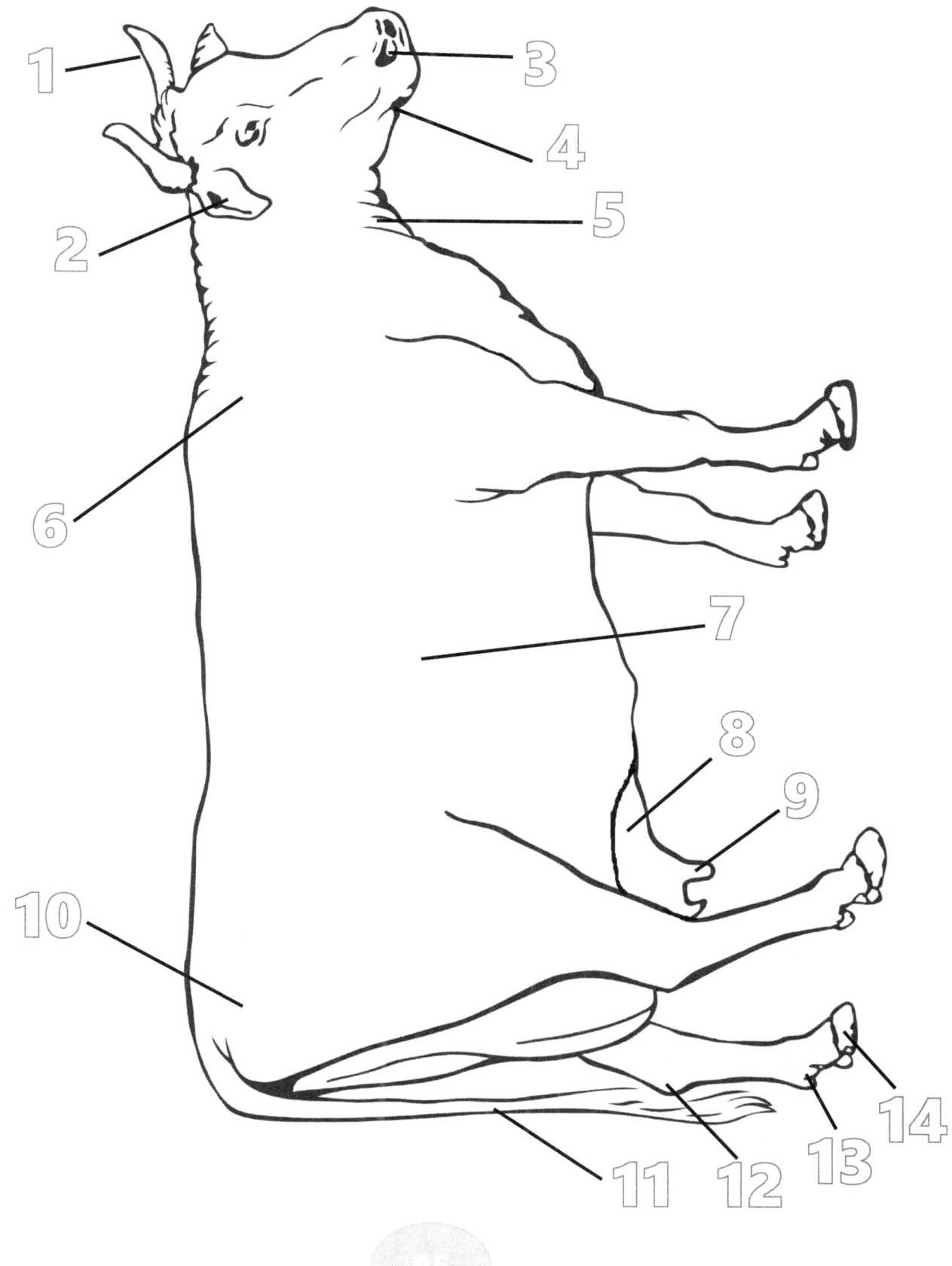

Scheletro di mucca

Colora il nome e la parte indicata:

1. Atlante
2. Orbita
3. Mascella
4. Mandibola
5. Tuberosità dell'omero
6. Omero
7. Sterno
8. Ulna
9. Radio
10. Carpo
11. Metacarpo
12. Falangi
13. Olecrano
14. Costolette
15. Vertebre cervicali
16. Scapola
17. Spina scapolare
18. Vertebre toraciche
19. Vertebre lombari
20. Tuber coxae
21. Ilio
22. Vertebre sacrali
23. Grande trocantere
24. Vertebre coccigee
25. Femore
26. Patella
27. Tibia
28. Articolazione del ginocchio
29. Tarso
30. Calcagno
31. Metatarso

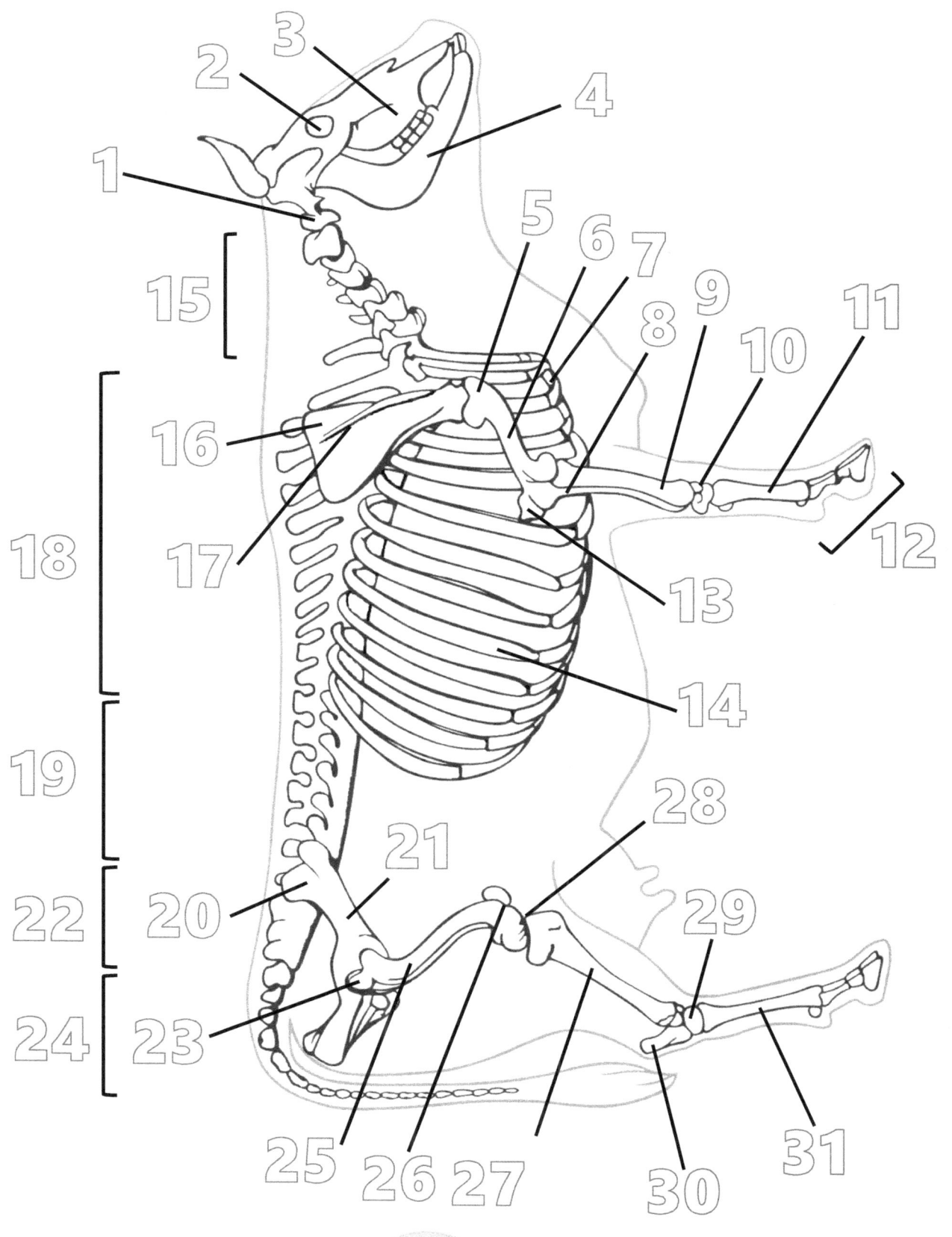

Anatomia interna della mucca

Colora il nome e la parte indicata:

1. Trachea
2. Esofago
3. Polmone
4. Fegato
5. Cuore
6. Reticolo
7. Omaso
8. Abomaso
9. Rumine
10. Intestino tenue
11. Anno
12. Intestino crasso

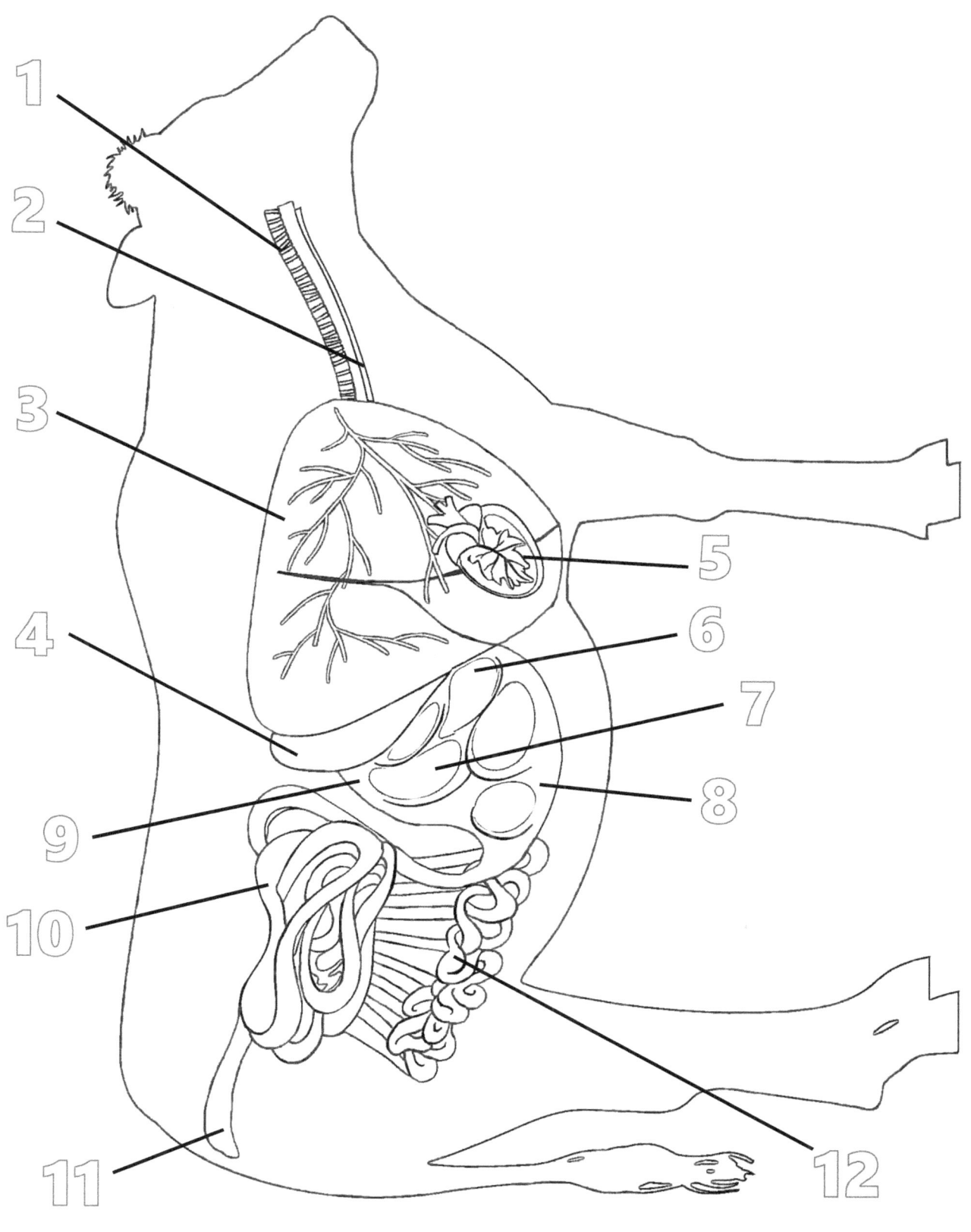

Scheletro di squalo

Colora il nome e la parte indicata:

1. Cranio
2. Mandibola
3. Arco di Gill
4. Pinna dorsale
5. Colonna vertebrale
6. Seconda pinna dorsale
7. Pinna pelvica
8. Pinna anale
9. Coda

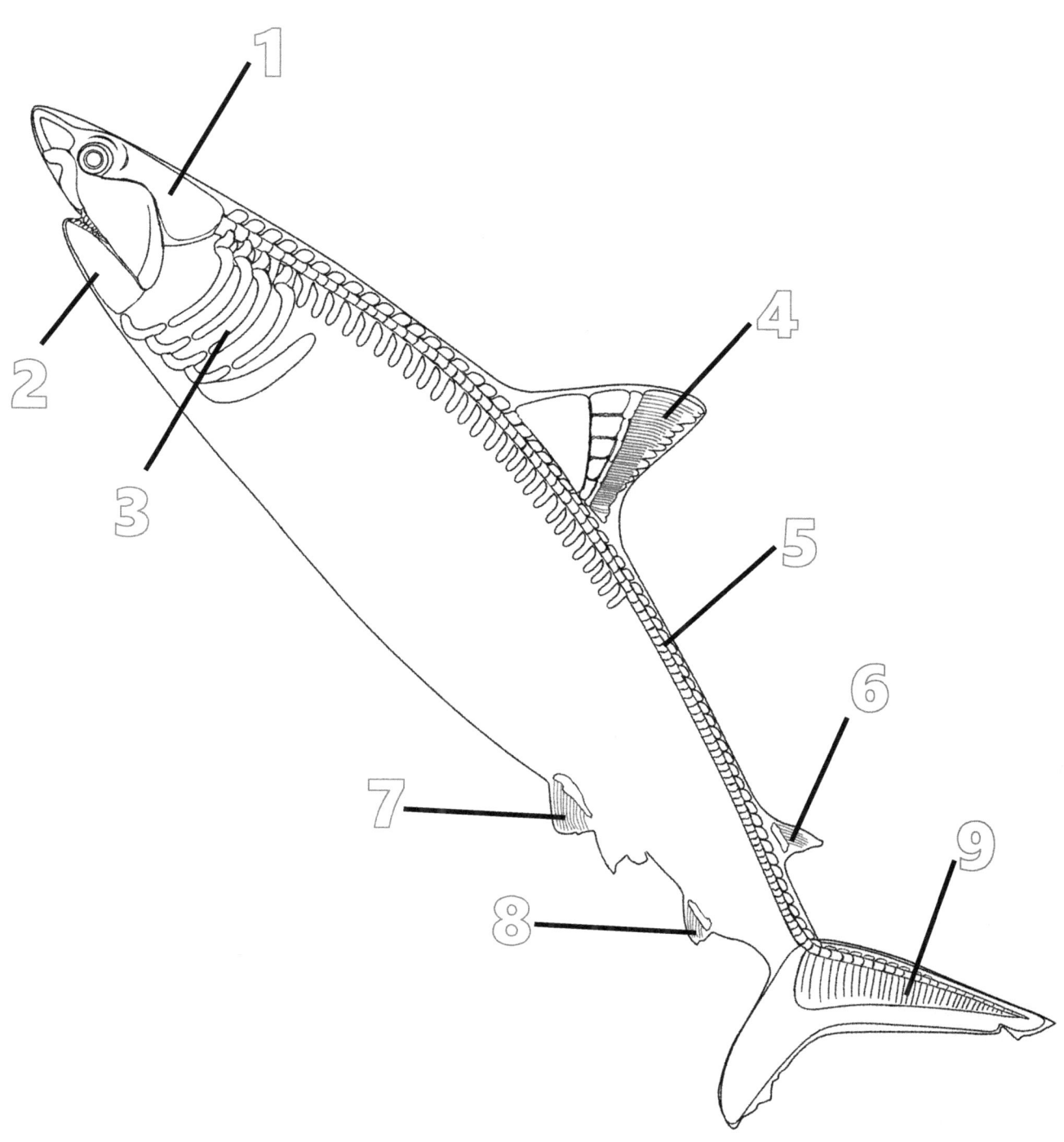

Anatomia interna dello squalo

Colora il nome e la parte indicata:

1. Stomaco
2. Pancreas
3. Pinna dorsale
4. Ovaio
5. Utero
6. Rene
7. Branchie
8. Milza
9. Cuore
10. Fegato
11. Pinna caudale

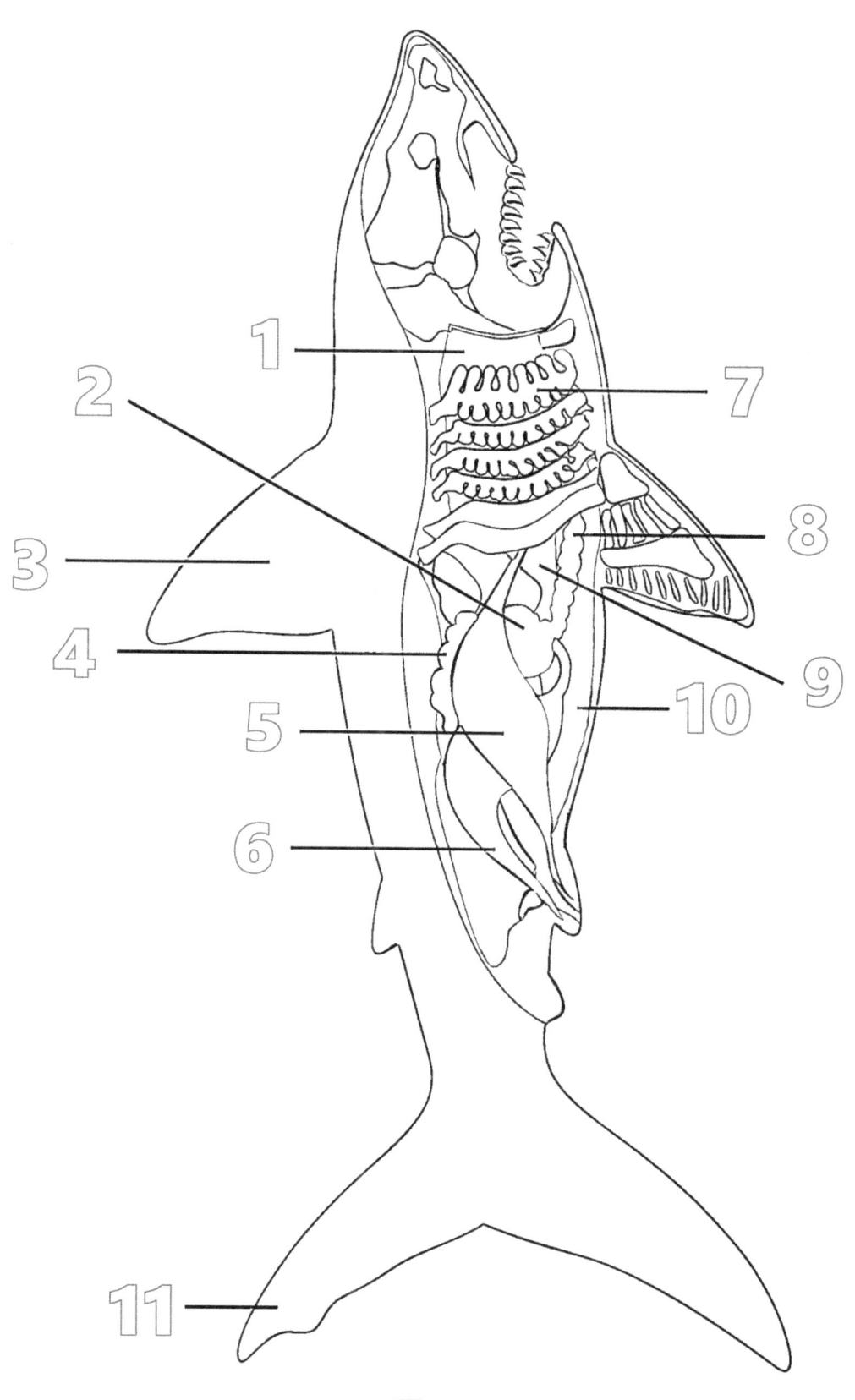

CONCLUSIONE

Grazie mille per il tuo acquisto e mi piacerebbe dirti che sono molto felice di aiutarti a imparare la terminologia di base dell'anatomia veterinaria.

Se ti è piaciuto questo libro, lascia una recensione su Amazon. Le recensioni ci aiutano a continuare a fornire contenuti di valore a tutti e una recensione significherebbe molto per noi.

Grazie ancora!

Summer Q. S. Parks
TFC Guide Publishing

SOLO UN PICCOLO
PER FAVORE ...

Non esitate a inviare domande o commenti tramite:

E-mail: admin@tfcguide.com

Inviaci un messaggio via e-mail e ti invieremo un pdf con alcune immagini extra da colorare come regalo.

Il nostro obiettivo è migliorare e creare libri di valore per te.

Grazie ancora!

Summer Q. S. Parks
TFC Guide Publishing

Altri libri di Summer Q. S. Parks

www.ingramcontent.com/pod-product-compliance
Lightning Source LLC
Chambersburg PA
CBHW081436220526
45466CB00008B/2406